치매
마음 안에
외딴방
하나

문영숙 글

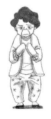

치매_마음 안에 외딴방 하나

1판 1쇄 인쇄 2011년 2월 4일
1판 2쇄 발행 2011년 2월 11일

지은이_문영숙
펴낸이_김용성
펴낸곳_지우 LnB
주소_서울시 동대문구 휘경동 187-20 오스카빌딩 4층
전화_02-962-9154 | 팩스_02-962-9156
홈페이지_http//www.LnBpress.com | 전자우편_lawnbook@hanmail.net
출판등록_2003년 8월 19일

ISBN 978-89-91622-30-2   03510

치매(癡呆)로부터의 자유를 꿈꾸며

지독한 치매로 7년 동안 고생하다 돌아가신 시어머니를 추억하며 써 놓았 던 치매간병 일기가 2004년 신동아 논픽션 수상의 영광을 안겨 주었다. 시 상식에 참석했던 한 친구가, '그렇게 고생하더니 하늘에 계신 시어머님께 서 네게 복을 내리셨구나' 라며 축하해 주었다.

이 간병일기는 치매를 앓는 시어머니와 7년 동안 함께 살아온 나의 기록이 라고 할 수 있다. 이 기록은 병수발을 해야 하는 맏며느리로서 하루하루 연 극 같은 생활을 하던 모든 정황들이 가감 없이 사실 그대로 서술되어 있다. 그렇기 때문에 치매간병일기를 쓰면서 시어머님께 죄송스런 마음이 먼저 앞섰다. 이 글에서 드러나는 치매라는 병으로 인한 많은 행동의 기록이 혹 시라도 시어머님의 치부가 되지 않을까 하는 염려 때문이었는데, 아직 벗어 버리지 못한 노파심에서 그 정황들은 모두 치매의 증상들이었음을 다시 한 번 강조한다.

이제 논픽션 당선을 안겨주었던 '신동아' 와의 약속된 저작권 기한이 끝나 한 권의 책으로 묶을 수 있게 된 것이 기쁘다. 이 책에 실린 사실적인 기록과 전문의의 조언들이 치매를 예방하려는 많은 독자와 치매환자를 돌보는 가족들에게 조금이나마 참고가 되고 도움이 되길 바란다.

또한 나 스스로 며느리로서 시어머님께 최선을 다하지 못했던 점들을 되짚어보면서 고인이 되신 시어머님께 진심으로 용서를 빈다.

당신이 돌아가시고 이듬해 아이들이 대학에 들어가자 나는 곧바로 좋아하는 문학의 길에 들어서서 무엇이든 쓰는 일에 매진했다. 그 길에서 첫 번째 영광을 안겨 준 것이 이 치매간병 일기이다. 개인적으로 문학에 첫발을 디딘 후 가능성을 확인하는 계기가 되었고, 오늘에 이르러서는 창작에 전념할 수 있는 발판이 되었음을, 하늘나라에 계신 시어머님께 감사드린다.

책을 묶어 주신 갑을패 출판사 가족께 고마움을 전하며, 사실적인 간병기록에 더한 의학적 참고사항들을 감수해 주신 의학박사 윤주홍 선생님께도 진심으로 감사드린다.

2008년 새해 아침
문영숙

40만 치매환자의 증상 개선과 예방의 가이드북이 되기를…

문영숙 여사의 간병 수기는 일찍이 일독한 바 있었는데, 이제 그 체험의 기록 위에 의학적 참고정보를 더하여 한 권의 책으로 엮어내게 되니 매우 반가운 마음이다.

치매란 병이라기보다 하나의 증후군(syndrome)이고, 그 대부분이 나이 들면서 서서히 드러나는, 곧 퇴행성 증상으로 여겨져 왔으나 근래에는 청·장년층의 유병률도 늘어나고 있는 추세이다. 그것은 아마도 현대 사회의 특성상 고도의 스트레스에 따른 신경학적 충격과 심신의 불균형이 빚어내는 사회 혐오 심리가 원인일 수 있지만, 특정 증상의 개선과 진행 억제는 가능하나 사실상 근치(根治)는 아직 불가능하다.

그런 까닭에, 흔히 노망이라는 이름으로 일컬어져 온 치매는 환자 자신은 물론 가족과 보호자 모두가 함께 겪어야 하는, 일일이 열거하기 어려울 만큼의 정신적 고통을 수반하며, 이 책은 말하자면 7년간을 인내한 그 고통의 산 기록이다.

치매의 주요 원인인 알츠하이머병은 뇌신경세포의 급격한 감소에 기인하는

데, 쉽게 말해서 각각의 신경 사이를 연결하는 신호전달체계에 이상이 생기는 경우이다. 그러기에 대부분의 치매는 언어장애와 단기기억 상실, 지남력(指南力) 상실이라는, 일반인으로서는 대책 없는 증상을 수반한다.

국내의 한 연구는, 알츠하이머병 환자가 증상을 인식하고 병원을 찾기까지 평균 2.7년이 걸린다고 보고한 바 있다. 2.7년이라면 초기를 지나 중기로 접어드는 단계일 수 있는데, 치매증상은 사후 관리 없이 중기를 경과하면 이후 급속한 진행을 나타내는 특징이 있다. 알츠하이머병은 아직까지 근치가 불가능함에도 불구하고 평소 인지기능장애 정도를 평가하여 조기 진단을 행할 경우 약물요법을 통한 기억 장애 개선이 가능하고, 적어도 증상 악화를 억제하여 사회생활이 가능한 상태를 유지할 수 있다.

따라서 단순질병으로 분류하기 어려운 치매는 발견 초기에 대증(對症)요법을 시행하는 한편 약물치료를 병행함으로써 증상을 개선하고 억제할 수 있는 질환이다. 현재로서는 조기진단이 최선책인 것이다.

보건복지부 보고에 따르면 2007년 현재 치매환자 수가 40만에 육박한다고 하니 적어도 환자 가족을 포함해 150만 정도의 국민이 치매의 볼모가 되어 있는 셈이다. 초기 치매환자의 경우 대인 기피증상을 나타내기도 하는데, 그에 따른 상대적 소외감이나 소속감의 결여가 도리어 증상 악화를 촉진하여 피해망상과 강박관념에 시달리는 게 보통이다. 그러니 치매는 환자 가족이 감당하기에는 벅찬 변화일 수밖에 없으며, 막중한 인내와 일방적인 애정이 요구되는 질환인 것이다.

그러한 인내의 체험 기록과 함께 이 책에 첨부된 의학적 정보들을 찬찬히 감수하면서, 나는 이 책이 단순한 간병 수기에 그치지 않고 치매를 겪거나, 치매환자를 간호하는 이들 또는 자가진단을 원하는 이들의 지침서로서 쓰일 수 있으리라는 기대감을 갖게 되었다.

치매 관련 책자들이 얼마간 나와 있으나 일반적인 증상과 대책 외에 특별히 제공하는 것이 없어 자칫하면 멀쩡한 사람을 치매환자로 오인하거나, 증상 개선에만 매달려 위험한 합병증을 유발하는 등의 오류를 범하기 십상인데 비하여, 이 책이 글쓴이의 체험을 통한 치매의 구체적인 증상은 물론 관련 최신 정보까지 한 눈에 알아보기 쉽도록 구성하고 있기에 감히 추천할 만한 것이다.

아무쪼록 이 책을 통해서, 치매로 고통 받고 있는 환자와 가족 여러분이 위로를 얻고 나아가 증상 개선과 예방의 가이드북으로 삼을 수 있게 되기를 기대하는 바이다.

2008년 신춘
의학박사 윤주홍(윤주홍 의원 원장)

차 례

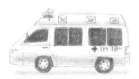

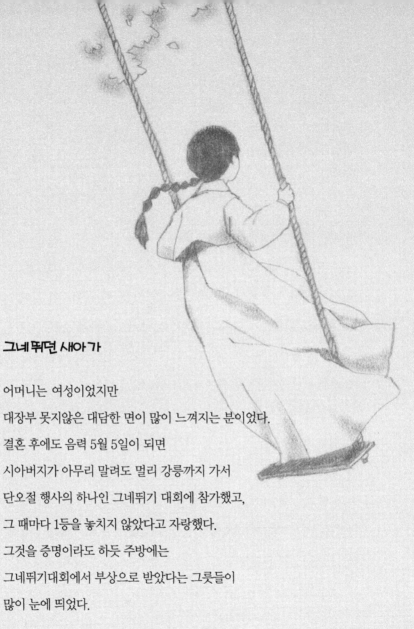

그네 뛰던 새아가

어머니는 여성이었지만
대장부 못지않은 대담한 면이 많이 느껴지는 분이었다.
결혼 후에도 음력 5월 5일이 되면
시아버지가 아무리 말려도 멀리 강릉까지 가서
단오절 행사의 하나인 그네뛰기 대회에 참가했고,
그 때마다 1등을 놓치지 않았다고 자랑했다.
그것을 증명이라도 하듯 주방에는
그네뛰기대회에서 부상으로 받았다는 그릇들이
많이 눈에 띄었다.

대장부 못지않은 기개의 시어머니

1978년 5월.

나는 맏며느리로 결혼하여 곧바로 시부모를 모시게 되었는데 그 때 시어머니 연세 53세였다. 시어머니는 의지가 굳고 개성이 강한 성격으로, 황해도 황주에서 유복한 집안의 5남매 중 막내로 태어나 부모님의 사랑을 누구보다도 많이 받고 자랐다 한다. 당신이 태어나던 1925년 즈음에는 남녀칠세부동석(男女七歲不同席)의 덕목이 강조될 만큼 여전히 유교적 관습이 깊던 때였지만 당신은 엄한 아버지 밑에서도 단오날이 되면 이웃 동네로 그네를 뛰러 다녔을 만큼 대범한 처녀였다고 한다.

시어머니는 해방이 되던 해 단신으로 삼팔선을 넘어왔다고 자랑처럼 말하곤 했다. 제2차 세계대전 종전을 앞두고 우리나라는 강대국에 의해 삼팔선이 그어져 남과 북의 왕래가 자유롭지 못했고, 당신이 남한으로 내려올 당시에도 깜깜한 밤을 이용해 북쪽 고향을 등지는 사람들이 많았다며, 갓 시집온 내게 그 때의 일을 자랑스럽게 들려 주었다.

깜깜한 밤중에 혼자 삼팔선을 넘는데 저만치 앞에서 섬광처럼 빛나는 두 개의 불빛이 보이는 순간 도깨비가 아니면 호랑이겠지 침착하게 생각하다가, 천천히 움직이는 것으로 보아 호랑이라는 확신이 들었다고 했다. 영물인 호랑이는 절대로 사람을 먼저 해치지 않는다는 말을 부모님으로부터 들었던 터라, 바로 앞 무덤의 봉분 뒤에 가서 죽은 듯이 엎드려 있다가 한참 후에 불빛이 사라지는 것을 보고 다시 걸어서 남쪽으로 넘어왔다고 하면서, 당신의 일생 중 그 때가 가장 무서웠다고 회상했다.

어머니는 여성이었지만 대장부 못지않은 대담한 면이 많이 느껴지는 분이었다. 결혼 후에도 음력 5월 5일이 되면 시아버지가 아무리 말려도 멀리 강릉까지 가서 단오절 행사의 하나인 그네뛰기 대회에 참가했고, 그 때마다 1등을 놓치지 않았다고 자랑했다. 그것을 증명이라도 하듯 주방에는 그네뛰기대회에서 부상으로 받았다는 그릇들이 많이 눈에 띄었다.

또한 성품이 올곧아 자신의 주장을 굽히는 적이 없었다. 함경도 북청이 고향인 시아버지는 추운 지방 사람들의 특성이 그렇듯이 강직하기로

둘째 가라면 서러워할 정도인 데다 예비역 장교출신이라서 상명하복만
이 존재하는 군인사회에서 일방적 명령만 하던 분인데도, 일상생활에
서는 최종적으로 시어머니 의견을 따랐다.

그렇게 강한 시어머니에게도 취약한 부분이 있었는데, 심한 건망증이
었다. 당시 우리 집에 자주 드나드는 시이모가, 갓 결혼한 내게 살림보
다도 각별히 신경 써야 할 게 있는데 '너는 시어머니가 물건을 어디 두
는지 항상 살펴두었다가 찾을 때 도움을 주어야 한다'고 못을 박았다.
당시에는 대수롭지 않게 들었으나 그 당부를 이해하는 데는 그리 오랜
시간이 필요치 않았다.

시집살이 초기에 내가 가장 힘들었던 부분이 시어머니의 건망증 증상
이었다. 내가 결혼하던 해 어머니 연세가 갱년기를 갓 넘겼을 때였으니
보통의 주부건망증은 얼마든지 있을 나이이긴 했다. 그러나 시이모의
당부를 보면 어머니는 젊었을 때부터 다른 사람보다 건망증이 훨씬 심
했다는 걸 알 수 있었다. 게다가 내가 이해할 수 없었던 것은, 물건을
잃어버리는 단순한 건망증보다 물건을 잃어버렸을 때 보이는 당신의
행동이었다.

보통사람들은 자기가 물건을 어디에 두었는지 찾지 못하면 대략 다음

3단계의 순서를 거친다고 생각한다.

1. 어디에 두었을까 스스로 궁리해 본다.

2. 주변 사람에게 도움을 요청한다.

3. 그래도 찾아지지 않을 때 혹시나, 하며 타인을 의심한다.

물건을 잃어버렸다고 해서 주변 사람을 의심하는 것은 결코 유쾌한 일이 아니다. 하지만 시어머니는 일단 눈에 보이지 않으면 누군가가 가져갔다고 하면서, '또 가져갔네.' 라든가, '얼마 중에 얼마만 쏙 빼갔구나' 라고 말하곤 했다. 당신 말만 들으면 정말 누군가가 계획적으로 일부만 쏙 빼낸 것 같았다.

사람이 살아가면서 의심을 받는 것만큼 기분 나쁜 일은 없다. 더구나 낯선 환경에 적응하려는 며느리 입장에서는 시어머니로부터 그런 말을 듣는 순간마다 원망과 증오의 싹이 돋으려 할 때도 많았다. 그나마 '너는 의심하지 않는다' 며, '오늘 누가 왔다 갔을 텐데 그 사람 짓이다' 라든가, '아범 나갈 때 봤냐? 틀림없이 아범 짓이야' 라고 단정적으로 말해서 한편 다행스럽긴 했다. 그러나 내가 종일 집에 있으면서 아무도 온 사람이 없다는 걸 아는 나로서는 남편이 의심을 받는 것이므로 기분 좋은 일은 아니었다.

'아범이 왜 그랬겠어요? 아녜요.' 라고 말하면 대번에 '부부라고 너도 한통속이구나.' 라고 당연한 듯 말해서, 나를 범인으로 생각하고 있을지도 모른다는 생각에 기분이 찜찜했다.

건망증이 의심으로 이어지는 일이 하루가 멀다 하고 일어났다. 그 즈음의 나는 아이들을 연년생으로 둔 데다, 남편이 내가 외출하는 것을 싫어해서 특별한 일이 아니면 밖에 나갈 엄두를 못내고 있었다. 게다가 어머니가 장까지 봐다 주는 터라 일주일 중 목욕탕 가는 날 이외는 외출할 일이 없으니, 스스로를 집 지키는 셰퍼드라고 우스갯소리를 할 정도였다.

그런 상태에서 외출했다 돌아온 시어머니가 집에 들어오자마자 돈이 없어졌다며, 분명히 누군가가 들어와서 가져간 게 틀림없다고 말하니 어머니가 얼마나 야속한지 몰랐다. 혼잣말로, '귀신같이 빼갔네. 어떻게 알고 가져갔을까.' 하면서 구시렁거리면 정말 두 귀를 틀어막고 싶을 정도였다. 보통사람이라면 며느리가 항상 집에 있는데 설사 돈이 없어졌다 해도 며느리의 입장을 생각해서 섣불리 누가 가져갔다고 표현하기가 거북할 터인데, 시어머니는 내 기분 같은 건 전혀 배려하지 않았다. 한 술 더 떠서 '그 놈의 손모감지를 그냥.' 하는 식으로 말할 때마다, 나는 아무도 온 사람이 없고 누가 가져가지도 않았으니 잘 찾아보시라고 똑같은 말만 되풀이하곤 했다.

그렇게 시어머니를 달래면서도 내 가슴에서 불쑥불쑥 분노가 치솟은 것은 당시 내 친정이 어렵게 살았던 때문이었다. 혹시 친정이 어려우니 내가 빼돌리기라도 할까봐 괜히 저러시는 건 아닐까 별별 생각이 다 들었다.

나는 결혼 전에 직장에 다니면서 친정어머니를 모시다가 시집을 오게 되었고, 혼수도 혼자 마련했기 때문에 넉넉한 편이 못되었다. 때문에 시집살이를 하는 동안 혹여 친정어머니에게 누가 될까봐 매사에 잘하려고 노력하고, 작은 일에도 최선을 다하려 하는데 시어머니에게 의심을 받는 것은 참기가 힘들었다.

그런 내 심사를 읽었는지 시어머니는 '절대로 너는 의심하지 않는다' 라고 강조했지만 학창시절 도난사건으로 단체 벌을 받을 때의 기분이라고 할까, 내 자존심은 친정이 가난하다는 자격지심으로 상처를 입기도 했다. 지금이야 우리보다 더 잘 사는 친정이 되었지만 그 때만 해도 가난하다는 것이 책잡히는 것 같아 싫던 때였다.

다행히 그런 상심은 오래가지 않았다. 어머니가 찾던 돈은 하루나 이틀, 어느 때는 일주일 쯤 후면 어머니의 친구들이나 같은 교회를 다니는 사람들이 꾼 돈을 갚는다며 집에 찾아와 내게 전해 주곤 했다. 그 돈이 잃어버렸던 돈이었다는 것을 시어머니로 부터 듣는 순간 눈물이 핑돌 정도로 화가 나고 어처구니가 없었다.

지금 생각해 보면 그 때 시어머니의 행동은 이미 정상이 아니었다. 도둑맞았다고 야단법석을 떨었던 일이니 당연히 며느리 보기에 부끄럽고 창피해서 쉬쉬하거나, 같은 실수를 거듭하지 않으려고 노력하기라도 하련만, 어머니는 언제나 변함없이 같은 행동과 상상을 반복하고 있었던 것이다.

시어머니의 건망증으로 인한 그러저러한 일들도 얼마 후부터 또 누굴 빌려 주고 저러시나, 아니면 또 어디 잘못 두셨구나, 하고 예사로 넘기려고 노력은 했지만, 시어머니의 이불장이나 옷장, 문갑 안의 물건들은 며칠에 한 번씩 모두 밖으로 나왔다가 다시 들어가곤 했다. 어머니가 정상이 아니란 생각을 하면서도 돈이 없어졌다면 꼭 찾아내야 마음이 편해서 나는 끝까지 뒤져 찾아내곤 했다.

그러나 그 중 몇 건은 정말로 끝까지 모를 때가 있어서, 어머니 건망증

때문에 나는 시집살이의 육체적인 고통보다도 심적 고통이 몇 배나 컸다고 할 수 있다. 그런 것들이 치매의 전조증상이었다는 것을 미리 알았더라면 적절한 조기치료가 가능했을 터인데 그 때는 그저 왜 저러실까, 정말 별난 분이구나, 하며 성격 맞추기가 버겁다는 생각만 했다.

어머니의 행동 중 내가 이해할 수 없었던 것은 늘 같은 상황을 반복한다는 점이었다. 가령 돈이 없어져서 누군가를 의심하다가 다음 날 빌려 갔던 사람이 가져와 찾던 돈임이 밝혀졌다면 이후에 그런 상황을 재연하지 말아야 할 텐데, 어머니는 지난 일을 돌이켜 본인의 생각을 바로잡지는 않고 언제나 버릇처럼 의심부터 했다.

사람은 상대적이어서 상대가 어떤 성격의 소유자이냐에 따라 내가 편한 대로, 내가 유리한 쪽에서 대응하게 마련이다. 외곬인 사람을 설득하기란 힘들기 때문에, 바람직하지 않다는 걸 알면서도 할 수 없이 그대로 인정하는 게 편할 때가 있다. 어머니에게 바른말을 한 적도 있으나 전혀 소용이 없다는 걸 알게 되면서, 곤란한 상황이 발생되면 거의 체념상태로 또 저러시는구나, 할 수 없어, 라며 자조하는 입장이 되곤 했다.

지금도 안타까운 일은, 어머니에게 느꼈던 이해할 수 없는 많은 점들을 미리 병적인 증상으로 파악하여 적절한 대처를 하지 못했다는 점이다. 도저히 납득할 수 없을 정도로 일상을 벗어난 일들이 전조증상들이었다는 것을 알았을 때는 이미 치매가 상당히 진행된 후였고, 뇌가 많이 위축된 상태였다. 그런 사실도 기실 병원을 찾아 진찰한 결과와 검사결과, 그리고 담당의사와의 상담을 통해 비로소 정확히 알 수 있었다.

치매란 무엇인가

'치매(dementia)'라는 말은 라틴어에서 유래된 말로서 '정신이 없어진 것' 이라는 의미를 갖고 있다. 태어날 때부터 지적 능력이 모자라는 경우를 정신지체(mental retardation)라고 부르는 반면, 치매는 정상적인 지적 능력을 유지하던 사람이 다양한 후천적 원인으로 인해 뇌기능이 손상되면서 기억력, 언어 능력, 판단력, 사고력 등의 지적 기능이 지속적이고 전반적으로 저하되어 일상생활에 상당한 지장이 초래되는 상태를 가리킨다.

옛날에는 나이가 들면 누구나 치매기(癡呆氣), 즉 망녕기가 생긴다고 알고 있었으나 요즘은 지극히 정상적인 노화과정, 즉 노망과는 다른 질병으로 받아들여지고 있다.

즉, 치매증세란 대뇌의 병으로 인해 생기는 하나의 증후군으로서 대개 만성적이고 서서히 악화되는 진행성으로 나타나며, 기억력, 사고력, 방향을 찾는 지남력, 사물이나 현상을 이해하는 이해력, 계산능력, 낯선 환경으로부터의 학습능력, 언어 및 판단력 등의 손상을 포함하는 인지기능의 장애이다.

또한 치매는 최근 일반인도 많이 관심을 가지고 있는 알츠하이머병만을 이야기하는 것이 아니라, 혈관성 치매, 다발성 뇌경색(뇌졸중, 즉 중풍)에 의한 치매, 우울증에 의해 생기는 가성 치매, 외상에 따른 뇌손상에서 비롯되는 외상성 치매 등을 포함하는 일반적인 용어이다.

원인에 관계없이 기억장애, 언어장애, 시공간 인지능력 장애, 실행증실 (물을 마신다든가, 못을 박는다든가, 가위질 한다든가 등의 행동을 못하는 경우), 실인증 (뻔히 보면서도 그 물건이 무엇인지 사물을 인지하지 못하는 경우), 계산능력의 저하, 전두엽과 집행기능 저하 등 여러 가지 인지장애 중에서 최소 2가지 이상이 상실되어 일상적인 활동에 심각한 장애를 초래하는 경우를 치매로 정의한다.

이 중에서 기억기능이 가장 일찍, 또 가장 심각하게 장애를 보이기 때문에 흔히 기억장애를 치매라고 이야기하는 수가 많지만, 엄밀한 의미에서는 기억장애만 단독으로 있는 경우에는 치매라고 하지 않고 기억장애라고 한다. 한국치매협회 홈페이지

남다른 아픔도 경험했던 당신의 어두움

어머니는 과수원을 경영하는 부농의 막내딸로 태어나 귀여움을 많이 받으며 자랐다고 한다. 특히 친정아버지의 사랑이 각별하여 어릴 때부터 그 시대에는 귀했다는 사탕을 입에 달고 살았단다. 때문에 젊은 나이에 일찍이 치아가 망가져, 내가 결혼했을 때 어머니는 이미 틀니를 하고 있었다.

시어머니의 간병을 하면서, 치아와 뇌의 상관관계도 있지 않을까 하는 생각도 했다. 왜냐하면 건강한 이를 가져야 단단한 것들도 씹을 수 있고 상악(上顎)과 하악(下顎)을 사용한 정상적인 저작작용은 뇌를 자극하여 뇌 건강에 도움이 된다고 들었기 때문이다. 현대인들은 딱딱한 음식이나 거친 음식을 기피하고, 씹지 않아도 되는 부드러운 음식들을 선호하는데, 정작 몸에 좋은 음식은 호밀 빵이나 현미 등, 거친 음식이라는 것은 이미 밝혀진 사실이다.

이렇게 볼 때 치아건강이 오복 중에 하나라는 말처럼 건강한 치아야말로 장수의 필수 요소 중 하나일 것이다. 중년도 되기 전부터 틀니를 사용해 온 시어머니는 치매가 심해졌을 때 자신의 치아에 대한 지나친 집착으로 환자 자신은 물론 간병하는 나까지 많은 곤란을 겪게 했다.

어머니 성격이 왜 늘 어두울까를 걱정스레 생각하며 이해하려고 노력했는데 나름의 충분한 이유가 있구나 싶었다. 어머니는 시아버지와의 사이에 4남 1녀를 두었으나 큰아들은 베트남 전쟁에서 전사했고, 셋째 아들은 소아마비가 심해 일찍 세상을 떠났다.

자식을 먼저 떠나보내는 아픔이야 어디에도 비길 데 없는 슬픔일진대 그 상처를 안고 살아내기가 어디 만만했으랴. 다행히 경제적으로는 넉넉한 편이어서 생활고를 겪지는 않은 것 같았으나, 두 분의 강한 성격 때문에 충돌이 잦아 가정불화가 심했던 것으로 전해 들었다.

시아버지는 오랜 군대생활로 다져진 계급사회 생활습관으로 가족 간의 일상생활에서도 일방적으로 명령하는 식이어서 가족들은 불만이 많고, 그러다보니 자아가 강한 시어머니와는 마찰이 잦을 수밖에 없었다. 때문에 항상 긴장상태가 지속되어 어머니는 작은 일에도 늘 불안해 하지 않았나 싶다.

내가 시집오기 전에는 시어머니의 불안한 정서 때문에 집안 살림을 맡아하는 가정부가 두 달을 넘기지 못하고 자주 바뀌었다고 한다. 시어머니는 매사에 결백증이 있을 정도로 청결하고, 모든 일에 완벽을 요구하여 본인 스스로는 물론 주변 사람도 힘들어 했는데, 내가 시집을 왔을 때, 시어머니의 성격을 잘 아는 이웃 친지들은 며느리는 과연 몇 달이나 버텨 내나 지켜보자는 말까지 나돌았다 한다.

그러나 나는 시어머니의 요구를 충족시킬 만큼 깔끔하지도 못했고 모든 일에 좋은 게 좋다는 식의 약간은 초연한 사고방식을 갖고 있어 다행히 시어머니의 결벽을 비껴갈 수 있지 않았나 싶다. 만약 둘 다 예민하고 매사에 철저한 성격이었다면 고부간의 갈등이 심했을 것이다.

예를 든다면 목욕실 세면대 위에 비누곽이 약간만 비스듬히 놓여 있어도 어머니는 꼭 짚고 넘어가야 했다. '왜, 이 모양이냐?' 부터 시작해서 듣기 거북한 언사를 많이 구사했는데, 그 푸념들을 다 마음에 담았다면 나도 배겨나지 못했을 것이다. 나는 하루 종일 밖에서 일한 남자들이 집안에 들어와 씻다 보면 비누곽 쯤이야 제대로 정리하지 않을 수도 있는 일이며, 귀찮아 하지 않고 몸을 깨끗이 닦는 것만도 고마운 일이라 생각했다.

목욕실이나 마당, 심지어 방에서도 어머니가 살림에 대해 불평을 늘어놓기 시작하면 나는 슬그머니 방으로 들어와 적당히 딴전을 피우며 그 상황에서 한 발 물러나 있곤 했다.

아이들을 키우는 과정에서도 당신에게 상당히 섭섭한 일들이 많았다. 아마도 그것은 한 치 건너 시어머니보다 피가 섞인 아이들이 훨씬 가까운 존재이기 때문일 것이었다. 어머니가 자신의 소지품을 어디에 두었는지 몰라서 찾을 때면 다짜고짜 아이들을 불러서 '누가 할머니 물건 가져갔느냐' 고 질책을 하곤 했다.

아이들이 그런 상황에 처하면 나는 내가 당할 때보다 더 예민해지곤 했다. 때문에 지나칠 정도로, 할머니 방에서는 금덩이가 굴러다녀도 절대 손대지 말라고 아이들을 윽박지르곤 했다. 아마도 그 당시 아이들에 대한 내 행동은 시어머니에 대한 불만이 적지 않게 포함되었을 것이다.

어머니가 안 계실 때 아이들이 잘못을 해서 내게 꾸중을 들을 때가 종종 있었다. 엄마로서 아이들이 잘못하면 당연히 벌도 세우고 매도 들었는데, 하루는 어머니가 오전에 전도를 나갔다가 들어오실 때 하필 아이가 나한테 야단을 맞고 훌쩍거리고 있었다.

아이는 할머니가 들어오자 구원병을 만난 듯 더 서럽게 흐느껴 울었다.

대부분의 할머니들은 그런 상황에서 아이를 달래며 왜 야단쳤느냐고 형식적으로라도 며느리를 탓했을 텐데, 어머니는 오히려 나보다 더 심하게 아이를 야단치면서 당장 그치지 못하겠느냐고 매까지 드는 것이었다. 순간 나는 어리둥절할 수밖에 없었다.

할머니마저 야단을 치자 아이는 더 서럽게 울었고 나는 시어머니의 당황스러운 행동에 옆에 있을 수가 없어 얼른 자리를 피했지만 속으로 얼마나 섭섭한지 몰랐다. 물론 어른 앞에서 아이를 야단친 것이 바람직하지는 않지만 아이들이 시간을 정해 놓고 잘못을 하는 것이 아니기에 그날따라 시간이 공교롭게 어머니와 맞물린 것이었다.

어머니가 내 친정어머니나 시아버지, 또는 가까운 이웃 할머니들과는 확연히 다르다는 것을 그 때 느꼈다. 순간 아이가 너무 가여웠고 그런 어머니가 원망스러웠다. 그 후부터는 아이도 나도, 어머니 앞에서는 야단을 맞은 것도, 야단을 친 것도, 티를 내지 않았다.

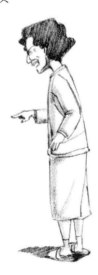

치매와 건망증의 차이점

치매에 있어서의 기억력 상실과 건망증의 근본적 차이는 하나는 병이고, 다른 하나는 정상 노화과정이라는 것이다.

치매는 뇌 세포에 고장이 생긴 분명한 질병이고, 건망증은 나이가 많아짐으로 인해서 나타나는 자연스러운 하나의 퇴행성 현상에 불과한 것이다.

임상적으로 볼 때 건망증은 어떤 기억이 상실되었음을 자신이 잘 알지만, 치매 환자는 자신의 기억력이 상실되었음을 알지 못한다.

치매에서 보이는 기억장애는 그런 사실 자체를 잊어버리는 일이다.

예를 들면,

"중요한 약속이 있었는데 어디서 몇 시에 모이기로 했더라?"

이렇게 되면 건망증이고

"뭐? 나는 그런 약속을 한 적이 없다."

고 하면 치매에 의한 기억장애일 가능성이 있다.

치매와 건망증은 초기에는 구별하기가 대단히 어렵다.

치매에 있어서의 기억은 과거에 자신이 경험하였거나, 있었던 일에 대한 기억을 전반적으로 광범위하게 모두 잊어버리는 특징이 있으나, 건망증은 기억된 것의 일부를 선택적으로 잊어버리는 것으로 구별할 수 있다.

또한 치매는 시간, 장소, 사람에 대한 기억으로 설명되는 지남력과 판단력의 전반적인 장애를 일으키지만, 건망증의 경우 지남력과 판단력은 대부분 온전하게 보존되어 있는 것이 특징이다.

일반적으로 자신의 기억력이 나빠졌다고 느끼면서 혹시 치매가 아닌가 하고 불안해하지만, 실제로는 단순한 건망증인 경우가 대부분이다. 과거에 일어났던 괴로운 일을 굳이 기억해 내려는 사람은 없다. 이런 기억은 아마 쉽게 사라지게 하려는 무의식적인 욕구가 작용할 것이다.

기억력이 전과 달라졌다고 해서 전부 치매가 아니므로 너무 심각하게 생각할 필요는 없으나, 이를 너무 무시해서 적절한 진료를 받을 기회를 놓쳐서는 안 된다.

치매에 있어서 기억력 상실은 뇌세포의 기능 변화로 인한 하나의 질병이기 때문에 이는 반드시 전문의사의 세심한 진단이 필요하다. 또한 적절한 치료가 병의 진행을 막을 수 있다는 사실을 잊지 말아야 하며, 조기 치료의 기회를 놓쳐서 병의 진행을 촉진하거나, 전문가의 적절한 도움을 받지 못하는 일이 없도록 해야 한다.

※주부 건망증에 대해

주부건망증이라는 말이 있는데 엄밀히 말해 주부건망증이란 병은 아니다. 주부들에게 나타나는 건망증은 크게 두 가지이다. 첫째는 나이가 들면서 자연스럽게 주의력이 떨어지는데, 갈수록 복잡해지는 사회이니만큼 기억해야 할 것들도 늘어나게 마련이다. 하지만 대부분은 단순하고 귀찮은 것들이라서 일상생활에 권태를 보이는 주부들일수록 건망증이 심할 수 있다.

주부건망증을 예방하려면 다음 사항들에 유의하면 좋다.

– 사소한 것도 반드시 메모하는 습관을 들인다.

　나이가 들어 기억력이 저하되는 것은 생리적 현상이지만, 젊은 주부가 건망증이 심할 때는 대부분 집중을 하지 않기 때문이다.

– 규칙적인 운동을 한다.

운동은 건망증의 원인인 스트레스를 풀어주고 기억력의 저하를 막아 준다.

– 기억력은 훈련으로 향상시킬 수 있다.

아침에 일어나 눈을 뜨며 오늘이 며칠인가를 먼저 생각한다. 그리고 오늘 할 일이 무엇인지 생각해본다. 매일 새로운 단어를 열 개씩 외우고 저녁에 잠자리에 들 때는 낮에 외운 단어를 반복하여 떠올려 본다.

– 비타민, 미네랄, 섬유질이 풍부한 채소나 과일을 많이 먹는다.

산화 억제 효과가 있는 성분을 많이 함유한 식품은 신경세포의 손상을 막아 준다.

– 취미활동을 한다.

새로운 일에 관심을 갖게 되면 뇌의 작용이 활발해진다.

– 감정을 발산한다.

화가 나거나 스트레스가 쌓이면 부신피질 호르몬의 분비가 많아진다. 부신피질 호르몬이 많아지면 신경세포가 쉽게 죽는다. 따라서 스트레스는 빨리 풀어 버리는 것이 상책이다. 눈물 짜는 영화를 보거나 배꼽을 쥐게 하는 코미디를 보며 실컷 울거나 웃는 것도 좋다.

– 잠을 충분히 잔다.

미인은 잠꾸러기란 말이 있다. 충분한 휴식은 뇌의 에너지를 보충해 주기 때문에 기억력 향상에 도움이 된다. 양기화 저〈치매, 나도 고칠 수 있다〉

미망인이 되신 어머니

시아버지는 64세에 돌아가셨다. 시어머니와 시아버지는 동갑이었다. 평소에 굉장히 건강했는데 당뇨 진단을 받은 일 년 후, 술도 많이 했지 만 그 때까지 모르고 있었던 위암과 심한 간경화가 급작스럽게 심해져 서 입원 45일만에 갑자기 돌아가셨다. 시아버지가 병원에 입원하고 있 을 때에도 어머니는 이해할 수 없는 행동을 많이 보여 주었다.

시어머니는 집안 살림이나 가족의 수발보다는 종교생활, 그 중에서도 전도를 삶의 첫째 목표로 삼는 탓에 항상 시아버지와 불화가 잦았다. 불화의 이유는 시어머니가 매일 집을 비운다는 것이었는데, 시어머니 는 그런 시아버지의 구속을 아주 싫어했다. 누구의 간섭도 받지 않고 신앙생활을 하기를 원했으며, 시아버지가 병원에 입원한 중에도 전도 활동은 전혀 줄어들지 않았다. 시아버지 간병은 내가 맡고 있었지만 평 생을 같이 살아온 남편이 언제 세상을 떠날지 모를 위중한 상태라면 아 내가 당연히 지극정성으로 간호해야 하지 않을까 싶었다.

그러나 시어머니는 전도에 전념하느라 병원에 오지 않았다. 때문에 시아버지가 입원하고 있는 병실에서 다른 환자와 보호자들이 홀시아버지를 모시느라 고생이 많다고 수군거리기까지 했는데, 내가 시어머니가 계시다고 하자 깜짝 놀라기도 했다. 시아버님이 45일간을 입원하고 있는 동안 시어머니의 관심은 사흘 정도 문병을 온 것이 전부였다. 그것도 내가 몸살이 나서 어쩔 수 없을 때였다.

가족이나 주변에 보여지는 시어머니는 자아가 너무 강해서 이해하기 힘든 부분이 많은 성격이었다. 예를 들면 좋은 음식이나 맛깔스런 반찬이 있으면 보통 할머니들은 당신보다 남편, 혹은 손자 손녀의 밥숟갈에 얹어 주는 자상함을 미덕으로 여길 것이다. 내 친정어머니가 그랬고, 내가 아는 할머니들은 대개 자신보다는 자식이나 가족들을 우선으로 챙기고 자신은 늘 뒷전이어서, 할머니란 이름은 언제 떠올려도 그저 사랑이 느껴지는 것일 게다.

그런데 시어머니는 아주 달랐다. 좋은 과일이 있으면 당신이 먼저 집어 '이건 할머니 거니까 아무도 손대지 마라' 하며 아이들 손이 닿지 않는 곳에 두었다. 그러나 그 후가 문제였다. 그런 탐스런 과일을 제대로 보관했다가 드시면 좋겠지만 잊어버리고 있다가 며칠 후 심한 악취가 나거나, 날벌레가 심해서 열어 보면 영락없이 과일이 썩어 가고 있었다.

시어머니는 칭찬에 굉장히 인색한 편으로 시아버지와는 너무나 대조적이었다. 시아버지는 내가 한 일이라면 아주 작은 일에도 과분하리만치 칭찬했지만 시어머니가 누구를 칭찬하는 건 별로 들어 본 적이 없다. 심지어 시아버지조차도 평생 소원이 당신 아내한테 잘 했다는 소리를 듣는 것이라 할 정도였다.

시아버지는 돌아가시기 열흘 전쯤 집에 오고 싶어 했다. 의사와 상담 끝에 마지막 소원이라도 들어드리려고, 시아버지에게는 암이란 사실을 숨기고 병세가 좋아져 퇴원하는 것이라 말하고 일단 집으로 모셔 왔다. 간경화가 심한 상태여서 위암으로 인한 고통보다도 먼저 간성 혼수가 올지도 모르는 심각한 상태였다. 수시로 정신 상태를 점검해야 했고, 조금이라도 이상하면 즉시 응급실로 가기로 담당의사와 약속을 해놓은 상태였다.

게다가 위암 말기라서 장에 독소가 쌓이면 안 되므로 관장을 해야 했다. 병원에 근무한 경력이 있는 나는 관장기구를 집으로 가져와 하루 세 번씩 내 손으로 관장을 했다. 며느리가 시아버지의 은밀한 부분까지 들추면서 관장을 할 때 옆에서 거들기라도 해야 할 텐데 시어머니는 아침식사를 마치면 어김없이 전도를 나갔다.

집에 온 지 삼일 째 되는 날 시아버지는 화장실에 가려는지 새벽부터 일어나 방향감각을 잃고 주방 쪽으로도 가고, 화장실로 착각하고 옷장 문을 열기도 했다. 벌써 간성 혼수가 시작되었다는 것을 감지할 수 있었다. 그런데 시어머니는 식사를 마치자마자 전도를 나가야 한다며 옷을 챙겨 입는 게 아닌가. 나는 순간 어리둥절해서, '아니 어머니, 아버님 상태가 저토록 심각한데 전도는 무슨 전도예요?' 하고 물었더니 도리어 '왜 할아버지가 이상하냐?' 하고 되물었다.

40여 년 넘게 한 이불 속에서 살을 맞대고 살아온 부부가 직감과 느낌이라는 것이 있을 텐데 저렇게도 답답할 수가 있을까. 나는 기가 막힐 정도로 이상했다. 또한 남편이 언제 세상을 떠날지 모르는 위중한 상태에서 남편을 두고 전도를 나간다는 자체도 있을 수 없는 일로 생각되었다.

그 날 오후부터 시아버님의 간성혼수가 빠르게 진행되는 것 같았다. 급히 시숙부와 시어머니와 함께 병원 응급실로 모셨는데, 응급실에 도착했을 때는 이미 장소나 사람을 잘 구별하지 못했다. 간단한 기초대사를 체크하고 담당의사를 기다리고 있을 때였다. 시아버지는 정신이 혼미해져서 병원인 줄도 모르고 침대에서 무작정 내려오는가 하면, 떼 쓰는 아이처럼 방향감각 없이 아무 데나 마구 가려고 했다.

시아버지를 진정시키기 위해 휠체어에 앉히고 이리저리 밀고 다니며 의사를 기다리고 있는데 시어머니가 갑자기 안과진료를 받으러 가야 한다며 의료보험카드를 달라고 했다. 그 때는 나도 시아버지의 일거수 일투족에 정신이 없는 터라 생각할 겨를도 없이 보험카드를 꺼내 드렸다.

잠시 후 응급실로 담당의사가 내려오고 의사의 문진에 여기가 어디냐 물으니 은행이라 했다가 학교라 했다가, 시아버지의 의식은 점점 흐려져 가고 있었다. 의사는 이미 간성 혼수가 시작되었으니 입원절차를 밟아 빨리 중환자실에 입원시키라 했다.

그러나 종합병원에서는 서류수속 절차가 끝나야 응급실에서 중환자실로 환자를 옮길 수 있는데 의료보험증을 시어머니가 가지고 가버려서 입원수속을 밟을 수가 없었다. 어머니가 다니던 안과가 시아버지가 입원할 병원에서 버스로 너댓 정거장 떨어진 거리여서 어머니가 보험카드를 갖고 오기만 마냥 기다려야 했다. 그 전부터 시어머니가 노안(老眼)이 와서 정기적으로 안과에 다녔기 때문에 자연스럽게 의료보험 카드를 내드리고 보니 그런 난감한 일이 일어난 것이었다.

시숙부님은 당장 눈에 이상이 있는 것도 아닌데 이런 위급한 상황에 하필 정기검진을 가는 사람도 그렇지만 카드는 왜 주었느냐며 나를 탓했다. 초를 다투며 정신이 오락가락하는 시아버지를 휠체어에 태운 채 병원 현관에서 발을 동동 구르며 보험카드만을 기다리면서, 생각 없이 행동한 내가 한없이 한심하게 느껴졌다.

결국 의사의 특별지시에 따라 수속은 나중에 하기로 하고 중환자실로 모신 시아버지는 시어머니가 나타났을 때는 이미 혼수상태여서 사람을 거의 알아보지 못했다.

시아버지는 시어머니와 대화 한번 제대로 나눠 보지 못하고 일주일 쯤 후에 영영 세상을 떠났다. 마지막 순간에도 시어머니가 아닌 며느리가 옆에 있었다는 사실에 얼마나 마음이 아팠을까 생각하면 매우 화가 나곤 했다. 돌이켜보아도 남편이 의식을 놓는 순간까지 당신 스스로만 생각하여 안과 정기검진을 다녀온 시어머니가 이해되지 않는다.

그렇게 야속한 마음이 들긴 했으나, 그 때 이미 시어머니는 치매로 접어들어 정상적 판단과 사유가 불가능했을지도 모른다는 생각이 든다. 오랫동안 신앙생활을 삶의 우선순위로 생각하고 살아온 분이니, 그럴 수밖에 없나보다 하고 넘겼을 뿐 치매라는 사실은 꿈에도 생각지 못하고 있었다. 시어머니가 시아버지의 병간호를 못한 것도 며느리가 곁에 있어 주기를 원했기 때문에 그랬다고 생각했을 뿐, 시어머니의 행동을 치매와 연결하여 보지 않았다.

시아버지 병간호를 하는 동안 알게 모르게 불만이 많았었는지, 장례 때 시어머니가 남편의 빈소 앞에서 섧게 우는 모습도 내게는 좋게 보이지 않았다. 살아계실 때 좀 잘하지 돌아가신 후에 저렇게 울면 뭐하나 싶어 시아버지가 더 불쌍했다. 시아버지는 어머니보다 훨씬 나를 아껴 주셨고 정도 더 깊이 들었다. 때문에 살아계실 때 최선을 다하지 않은 시어머니가 야속하기만 했는데 그런 감정이 들 때마다 며느리로서 주제 넘은 건 아닐까 자문하기도 했다.

치매 유병률

치매는 주로 노년기에 많이 나타나기 때문에 흔히 노인성 질환으로 알려져 있지만 반드시 노년기에만 나타나는 것은 아니며, 빠른 경우 40대에도 알츠하이머병과 같은 퇴행성 치매 및 다양한 원인에 의한 치매가 나타날 수 있다. 그렇지만 상대적으로 50대 이전에 치매가 발생할 확률은 매우 낮아 치매에 대한 역학 연구는 주로 60세 혹은 65세 이상의 노인에 대해 시행되어 왔다.

치매는 전세계적으로 65세 이상 노인 중에서 약 5-10% 정도의 유병률을 보이며, 연령의 증가와 더불어 매 5년마다 약 2배씩 유병률의 증가가 나타난다. 즉, 65-69세 연령층에서 약 2-3%, 70-74세에서 약 4-6%, 75-80세에서 약 8-12% 정도로 나타나던 것이 80세 이상이 되면 약 20% 이상의 노인이 치매에 이환되는 것으로 알려져 있다. 국내에서 시행된 역학 연구에서는 치매 유병율이 8.2-10.8% 정도로 보고되고 있으며, 2000년에는 노인 인구가 약 330만 명인 것을 고려하면 우리나라에는 대략 30만 명의 치매 환자가 있는 것으로 추정된다.

또 2007년도에 한 보건소에서 65세 이상의 노인들을 대상으로 조사한 치매 유병률 9.5%에 달하는 것으로 나타났다. 이와 같은 결과는 노인 인구의 증가로 예상치보다 유병률이 높아진다는 것을 알 수 있었다.

65-74세에서 3%이던 것이 85세 이상에서는 47%로 증가한 것으로 예측되고 있다.

우리나라의 경우 95년 현재 10만여 명으로 추산되는 치매노인은 2010년에는 20-25만 명에 이르고, 2020년에는 30만 명을 넘어설 것으로 예측될 정도로 심각한 수준인

데, 인구의 노령화가 급속히 진행되는 대표적인 국가로 2020년에 이르면 65세 이상 노인이 인구의 약 15.7%를 웃돌 것으로 예상되고 있어 향후 치매 환자의 급증에 따른 심각한 사회 문제가 예상되고 있다.

치매 원인 질환별로는 알츠하이머병이 전체 치매 원인의 약 50~60%를 차지하는 것으로 보고되고 있으며, 혈관성 치매가 약 20~30%, 기타 원인에 의한 치매가 10~20%로 보고되고 있다. 양기화 저 〈치매, 나도 고칠 수 있다〉, 월간 〈건강과 생명〉

남편을 떠나보낸 뒤 심한 우울증에 빠지다

부부로 살다가 어느 한쪽이 먼저 세상을 떠나면 누구나 그 빈자리를 감당하기 어려울 것이다. 시어머니도 비로소 남편의 빈자리를 허전해 하며 회한의 깊은 나락으로 빠져들어 갔다.

흔히 부부 사이의 정이 좋을수록 이별 뒤 홀로서기가 힘들 것 같지만 대부분의 경우 후회가 적어 빨리 제자리를 찾거나 예상외로 재혼도 쉽게 하며, 거꾸로 부부 사이가 원만하지 못했던 경우는 회한이 깊어 홀로서기에 많은 어려움을 겪는다고 한다.

시어머니는 시아버지 살아 생전에는 완고한 구속을 지긋지긋하게 여기며 정이 없는 듯 보였으나, 막상 돌아가시고 나자 자신이 너무 부족하고 나쁜 부인이었다고 심하게 자책하며, 그러니 벌을 받을 것이라는 피해망상까지 겹쳐 하루하루를 괴로워했다.

남편의 존재를 하나의 족쇄나 굴레로 생각하며 하루라도 빨리 벗어나기를 절실히 바라던 시어머니는 그제서야 이 영원한 별리가 온전히 자신의 잘못된 행동에서 비롯되었다는 자책으로 비감(悲感)에 젖어, 급속하게 우울증 증상을 보이기 시작했다. 심리적으로 매우 불안정한 상태를 나타내며 하루 중에도 시시때때로 조울의 증상이 반복되고 있었다.

어머니가 괴로워하는 것을 안타까이 지켜보면서도, 누구보다 신앙생활을 오래 해 온 분이기에 그 믿음의 힘으로 마음의 안정을 찾게 되기만을 빌 뿐, 대신 아플 수는 없는 노릇이었다. 갈수록 우울증은 더 심각해져 식사시간에도, '나는 밥 먹을 자격이 없다' '남편에게 하나도 잘해준 게 없는데 무슨 염치로 밥을 먹겠느냐?' 면서 수저를 들었다가 도로 놓곤 했다.

그런가 하면 어느 때는, 자책하던 모습과는 정 반대로 입맛이 없어 아무것도 구미가 당기지 않으니 다른 반찬을 해달라며 한 끼에 몇 가지 종류의 국을 요구하거나 지나치달 정도로 반찬투정을 했다. 시어머니가 입맛이 없다는데 어쩌겠는가. 금세 장을 봐다가 기껏 만들어 드리면, '내가 무슨 낯으로 이런 음식을 먹겠느냐?' 면서 상을 물리고 금세 또 다른 것을 요구하는 상황이 되풀이되었다.

시아버지는 그 불같은 성격으로 인해 가족들을 긴장시킬 때가 많았지만 한편으론 자상하고 배려가 깊어, 잘만 맞춰 드리면 세세한 부분까지 신경을 써 주는 정 많은 분이었다. 며느리들의 생일을 일일이 기억하여 꼭 선물을 챙겨 주었고, 계절에 맞춰 새로운 옷이나 물건들이 눈에 띄면 손수 사들고 와 선물을 받고서 기뻐하는 모습을 흐뭇하게 바라보곤 했다.

그 때마다 시어머니 선물도 같이 챙기곤 했는데, 시어머니는 시아버지의 그런 자상하고 따뜻한 마음을 돌아가신 뒤에야 가슴 깊이 느꼈고, 그제야 자신에게 세세하게 신경을 써 주던 지아비와 영영 이별했음을 실감하는 듯 했다.

뒤이어 주변 사람들을 불신하기 시작했는데 원래의 부정적인 시각이 좀더 심해지면서 이해할 수 없는 행동들이 잦아졌다. 특히 내 남편이자 당신의 아들이 당신을 쫓아낼거라든지, 돈이나 재산을 모두 빼앗을 거라는 허무맹랑한 불안에 휩싸였다. 아들이 결단코 그런 일은 없다며 아무리 설득을 해도 시어머니는 받아들이려 하지 않았다. 만약 그런 일이 있다 한들 내가 어머니를 지켜 드릴 테니 아무 염려하지 마시라고 해도, '내가 너는 믿지만 너도 남편을 두둔한다' 면서 아들의 눈치를 심하게 보셨다.

그 시기의 시어머니는 당신의 일상생활에 부족함이 없을 만큼 재력이 있었다. 또한 시아버지가 오랜 동안 군인생활을 하다가 예편했던 터라 시아버지가 돌아가셨어도 배우자 몫으로 나오는 연금은 노년의 미망인이 혼자 생활하기에 충분한 액수였다.

나를 비롯한 자식들은 시어머니 앞으로 나오는 연금에 대해서는 아예 모르는 일로 접어두고 당신 혼자 알아서 쓰시게 하기로 합의를 보았다. 살림은 자연스럽게 내가 도맡았고 시어머니는 살림에 대해 아무런 신경을 쓰지 않게 되었다.

지나고 보니 남편과 사별하고 동시에 며느리에게 살림까지 내주고 집안에서 당신이 감당해야 할 몫이 없어졌다는 허탈감도, 치매와 관계없이 우울증의 원인이 되지 않았나 싶다. 집안에서 주어진 역할이 쉽게 없어져 버렸다는 상실감에 대해서는 그 무렵의 나도 전혀 헤아리지 못했다.

뿐만 아니라 주위에서도 착한 며느리와 손자 손녀에, 살림걱정 할 필요도 없이 복 받은 사람인데 무엇이 힘드냐며, 늘 불안해 하고 힘들어 하는 시어머니를 이해하지 못했다. 만약 그 때 살림을 더 하시게 하든지,

가정에서 시어머니가 아니면 안 되는 중요한 역할을 안겨드렸다면 적당한 긴장감에 고무되어 그토록 쉽게 심신이 허물어지지는 않았을 거라는 생각이 든다.

같은 관점에서 보면, 아무것도 할 일이 없어졌다는 그런 감정들이 '나는 필요 없는 인간'이라는 자포자기의 상태로 발전했을지도 모를 일이다. 젊은 사람들이 어른을 잘 모신다고 생각하여 아무 일도 못하게 하고 그냥 편히 쉬라고 하는 것은 극단적으로 말한다면 '이제 당신이 우리를 위해 해줄 일은 아무것도 없다'는 의미와도 일맥상통하는 것이기 때문이다.

96세에 돌아가신 친정어머니가 하찮은 일이라도 당신이 자식에게 도움이 되었다는 걸 알고서 아주 행복해 했던 걸 생각하면, 시어머니의 경우도 한꺼번에 살림을 놓게 하지 말 것을, 하는 진한 아쉬움이 남는다.

치매에서의 우울증

치매의 경과 중에는 인지장애뿐 아니라 다양한 정서장애, 혹은 비인지적 장애가 흔히 나타나는데 불안, 초조, 우울, 정신증, 수면 장애 등이다. 이런 증상군을 포괄적으로 치매의 행동 정신증상군(behavioral and psychological symptom of dementia; BPSD)이라고 칭하기도 하는데 이는 비슷한 연령층의 일반인에 비해 3, 4배의 빈도를 보이는 것으로 알려져 있다.

이 증상군의 대표적인 것이 우울증인데 알츠하이머병 환자에서 40-60%가 우울증을 겪는 것으로 보고되고 있다.

우울증을 기분(affect and mood)에 관련된 증상과, 동기(drive and motivation)에 관련된 증상으로 구분한다.

정서적 기분 증상으로 불쾌감, 죄책감, 자살 사고 등이 해당된다면, 동기 증상으로는 흥미 소실, 정신운동속도 지체, 집중력 저하 등을 들 수 있다.

치매의 경과 중 우울 장애의 발생 빈도가 높고, 반대로 주요 우울증에서도 인지기능의 장애를 흔히 보이므로, 이 둘 사이의 임상적 구분은 매우 중요하지만 실제 임상에서 이 둘을 감별진단하기가 쉽지 않다. 치매 환자는 현재 우울증이 없더라도 정신운동 지체, 정서적 불안정성, 수면장애, 체중의 감소, 정서 상태 표현의 저하, 비관적 사고 등을 흔히 나타낼 뿐 아니라 치매 환자의 특징적 증상의 하나인 무감동증(apathy)은 보호자들에 의해 흔히 우울증으로 보이게 된다.

알츠하이머형 치매 환자의 우울증이 어떤 경과를 밟게 되는지에 대한 연구는 많지 않다. 초기나 중기 치매에서 우울증이 흔히 나타나고 말기에는 우울 장애가 오히려 감소한다고 하는 설도 있다.

우울증은 환자의 삶의 질을 저하시키고, 일상생활 수행능력(activities of daily life; ADL)을 떨어뜨리며, 공격성의 증가, 환자의 사망률이나 자살률 증가와도 관련된다. 알츠하이머병 환자가 우울장애를 가지고 있을 때에는 보호자들의 우울감과 부담이 더 증가할 수밖에 없다.

치매에서의 우울증의 원인 및 병태생리는 잘 알려져 있지 않다. 몇 가지 가설로 제시되고 있는 것은 다음의 네 가지가 있다.

　① 알츠하이머형 치매에 대한 병식으로 인해 우울감을 갖게 된다.

　② 청–장년기의 주요우울증, 혹은 경도 우울증이 노년에 재발된 상태.

　③ 알츠하이머병과 관련된 혈관성 장애가 우울 증상을 유발한다.

　④ 알츠하이머병의 신경퇴행적 변화에 의해 유발된 증상.

그러나 치매에 걸렸다는 사실을 인식함으로써 우울 증상을 겪을 개연성은 있지만 병식이 우울증의 위험을 증가시키는 것은 아니라고 보고되고 있으며 치매의 심각도도 우울증과 상관관계를 보이지는 않아 이를 뒷받침하고 있다.

두 번째 가설인 기존 우울장애의 재발인 경우 치매 환자의 병전 우울장애의 유병율이 일반인에 비해 높고, 청–장년기의 우울증이 노년기의 치매 발병의 위험 요인으로 분석되고 있는 것은 사실이다.

치매 발병 10년 이전에 우울증을 앓은 적이 있는 경우 알츠하이머병의 위험요인이라는 보고도 있어 우울증은 꼭 치료가 필요한 질환임을 알 수 있다.

세 번째 가설인 혈관성 우울증(vascular depression)은 뇌혈관 질환이 노인성 우울증상을 유발시키는 선행인자가 된다는 주장이다. 혈관성 우울증 가설은 뇌졸중 후에 우울장애가 자주 병발한다는 임상적 보고도 있다. 뇌졸중 후 우울증은 특징적으로 정신운동 지체, 인지기능 손상, 우울감 등을 보이는데 이 역시 신체 질환에 대한 심리적 반응이라기보다는 여러 증거들에 의해 별도의 생물학적 기전이 작용하고 있을 가능성이 많다고 한다.

네 번째로 치매의 우울증상은 알츠하이머병에 의한 기질적 기분장애라는 가설이 있다. 최근 학계 분석에 따르면 노년기 우울증과 치매는 높은 시간적 상관관계를 가지고 있는데, 많은 연구들이 최근의 우울증 병력이 알츠하이머병 발병과 높은 상관관계를 보인다고 보고하고 있다.

이는 알츠하이머병의 신경퇴행성 과정이 치매와 노년기 우울증 발병에 공통적으로 작용하는 원인이 될 수 있다는 설이다.

알츠하이머병 우울증은 주요 우울증과 달리 단기적이면서 또 일시적인 증상을 보이는 경우가 많다. 우울증상과 더불어 정서적 불안정(irritability)도 흔히 동반된다. 치매환자의 우울증 평가를 보호자들의 보고에 의존할 경우 정신운동 속도의 저하나 무감동증을 우울증상으로 오인하는 수가 많으므로, 치매 환자의 우울증은 본격적인 치료 이전에 일정한 관찰 기간을 두는 것도 도움이 되며 경도 치매환자에서는 우울증에 대한 인지-행동 요법이 가능하므로 일단 비약물적 치료도 병행해야 한다.

약물치료의 경우에는 항우울제가, 인지기능이 온전한 노인 뿐 아니라 알츠하이머 치매 환자에서도 위약에 비해 유의한 효능을 보인다고 알려져 있다.

고령 인구가 증가함에 따라 치매나 노년기 우울증과 같은 질환은 계속 증가할 것으로 추산되며, 더구나 치매와 우울증의 병발 환자는 환자와 보호자, 의료경제적 측면에서 큰 부담으로 작용하고 있고 앞으로는 더욱 심각해질 것으로 보인다.

양기화 저 〈치매, 나도 고칠 수 있다〉

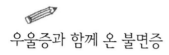

우울증과 함께 온 불면증

시아버지 돌아가시고 채 한 달이 지나지 않은 시기부터 우울증으로 힘들어 하던 시어머니는 어느 날부터 불면을 호소하기 시작했다. 단골 한의원에서 보약을 지어 달이고, 식사를 못하는 대신 영양 주사를 맞는 등 시어머니의 건강에 대해서 여러 가지로 신경을 썼지만 잠을 제대로 잘 수 없어 머지않아 죽을 것 같다는 두려움을 떨구지 못했다.

그러나 정작 알고 보면 낮에 코까지 골며 잘 자기 때문에 밤이면 잠이 없어지는 것이 당연한데, 본인은 늘 한 잠도 못 잤다고 주위 사람에게 하소연을 했다. 마당에 탁구대를 놓고 공을 주고받기도 하고 산책도 했지만 잠을 못 잤다는 강박관념은 점점 더 심해졌고, 심지어 이웃들에게까지 지금 몇 달 째 한 잠도 못 잤다느니, 이러다가 며칠 못 가서 죽을 것 같다느니 하며 넋두리를 늘어놓곤 했다.

쑥탕에 몸을 담그면 잠이 잘 온다는 말을 듣고 시어머니는 저녁마다 쑥 끓인 물에 목욕하기를 원했다. 나는 경동시장에 가서 마른 쑥을 사다가 욕조에 불려 더운 쑥물을 만들었다.

일주일에 세 번 시어머니가 저녁에 교회에 가는 날은 밤 10시가 넘어 집에 오는데 그 시간에 맞춰 쑥 넣은 목욕물을 준비하면 한 시간 가량 목욕을 하고 잠자리에 들었다. 그런 날은 보통 자정을 넘기게 되지만 시어머니는 당신이 잠들 때까지 곁에서 온열치료기라는 전기기구로 찜질을 해 주기를 원했다. 신체 각 부위마다 30분씩 하는 찜질기구로 무릎이나 허리 등, 네다섯 부위에 찜질을 하는데 꼬박 두 시간 정도가 걸렸다.

찜질하는 동안은 당신이 잠을 자야 하니, 불도 TV도 끄고 깜깜한 방에서 숨소리도 제대로 못내게 했다. 오직 본인이 잠을 자야 한다는 것 밖에는, 새벽까지 시중을 드는 식구들의 건강 같은건 안중에도 없었다.

불편한 시어머니가 원하는데 거역할 수가 없어 순종하기는 했지만 사실은 불도 켜지 않은 깜깜한 방에서 시어머니의 숨소리만 들으며 견뎌야 하는 건 무척 피곤하고 힘든 일이었다.

지금만 같아도 학교급식을 하니 아이들 점심 걱정은 안 해도 되지만 당시에는 도시락을 싸야 해서 일찍 일어나야 했는데, 매일같이 새벽 2시를 넘기는 일과다 보니 며칠 못 가서 내가 지치게 되었다.

그러나 시어머니가 원래 그런 분이라 여겼기 때문에 도가 지나치긴 했어도 비정상이란 생각은 하지 못했다. 곁에서 볼 때는 건강을 해칠 정도로 전혀 못 자는 것은 아닌데, 시어머니는 친척들한테 전화를 걸 때마다 이제 머지않아 죽을 거라며 울면서 하소연했고, 잠 잘 오는 약 좀 구해달라고 조르기까지 했다.

낮에는 언제나 2-3시간씩 세상모르고 잤기 때문에, 어머니의 증상이 불면 때문이 아니라는 것을 알아차린 나와 가족들은 그 때부터 진료를 위해 병원을 알아보기 시작했다. 그런 중에도 시어머니 스스로는 침을 맞는 등 민간요법이나 한방요법에 더 치중했고 잠에 대한 호소는 심해져 갔다. 자석요가 불면증 치료에 도움이 된다하여 사다가 깔기도 했고, 무슨 음식이 좋다 하면 바로 그걸 요구하는 등, 숙면에 좋다면 무엇에든 집착을 했다.

조급한 마음을 진정시키려고 정신과 진료를 받게 하려 했으나, 장기간 다닌 단골 한의원만 고집할 뿐 한사코 병원 진료를 거부하는 시어머니의 이해할 수 없는 아집과 자기만 생각하는 이기적인 성격 때문에 나도 차츰 짜증이 나고 있었다.

가끔 오는 손위 시누이조차 자기 친정어머니인데도 늘 불만스러운 말만 들어야 하고, 한 말 또 하고 해서 어머니와 마주 앉으면 금세 미칠 것 같다며, 말동무라도 해드리려고 왔다가 조금밖에 버티지 못하고 이내 돌아가곤 했다.

아마 나도 시어머니가 아니고 친정어머니였다면 시누이 못지않게 짜증을 냈을지도 모를 일이다. 그러나 며느리는 싫다고 회피하고 좋다고 함께 좋아할 수가 없는 위치여서 그저 식사를 올리고, 부르면 달려가고, 해달라는 것 거부하지 않고, 그렇게 하루하루를 보낼 수밖에 없었다.

시어머니는 그런 상태에서도 아침이면 언제나 교회 일로 전도를 나갔다. 하루는 같은 교회의 교우한테 전화가 걸려왔는데 시어머니 옷차림이 이상하다는 것이었다. 집안일을 하고 있었는지 그 날따라 시어머니가 나갈 때 옷차림새를 눈여겨보지 못했었다. 긴 팔 옷 위에 짧은 소매옷을 입었다는데 그 때가 이른 봄, 블라우스만 입을 철도 아닌데 이상하지 않을 수 없었다. 그 교우가 덧붙이기를, 시어머니가 전과 달리 전도를 하는 도중에도 집으로 들어가야 한다면서 쫓기는 것처럼 허둥대는 모습이 잦다고 했다.

요즈음 신세대들은 자기 취향대로 형식을 무시하고 자유롭게 옷을 입지만 나이 드신 어른 차림으로는 정상이 아닌 것이 분명했다. 그날 이

후로 나도 시어머니의 남다른 행동을 객관적으로 관찰하기 시작했다. 그리고 그 일을 계기로 아무래도 정신과 진료가 필요함을 느끼고 설득하여 정신과를 찾게 되었다.

치매와 불면증

치매와 우울증과 불면증은 뚜렷한 상관관계에 놓여 있다. 흔히 노인들은 잠이 없어 불면증을 호소해도 방치하는 경우가 있는데 불면증을 방치하면 기억력 감퇴가 급속히 진행되고 일상생활전반에 의욕을 상실하게 된다.

그러나 우울증으로 인해 불면증이 수반된다고 무조건 치매라고 할 수는 없다. 특히 노인들은 심적 불안이나 배우자와의 사별 등으로 심한 스트레스는 받았을 때도 불면증이 올 수 있다. 불면증이라고 해서 잠에 너무 집착하는 것은 좋지 않다.

※불면증을 완화시키는 방법

① 잠을 못 이루더라도 7,8시간은 잠자리를 떠나지 말고 1주일 동안은 매일 같은 시간에 일어날 것.

② 이른 오후부터는 카페인 성분이 든 음식을 피할 것.

③ 에어로빅은 숙면에 도움이 되지만 잠자리에 들 무렵에는 피할 것.

④ 취침시간 바로 전에는 음식이나 담배, 지나친 음주를 피할 것.

⑤ 진정 효과가 있는 식물성 차를 마실 것.

⑥ 취침 전 흥분되는 일을 하지 말 것.

⑦ 따뜻한 물로 목욕해 긴장을 풀어줄 것.

⑧ 침실은 어둡고 조용하며 시원하게 유지할 것.

⑨ 라디오나 편안한 음악을 듣는 것은 스트레스에서 탈피할 수 있어 좋다.

⑩ 부족한 수면량은 낮12시부터 오후4시까지 낮잠으로 보충할 것.

짧은 낮잠은 몸의 활력을 되찾게 해주는 효과가 있지만, 낮잠 시간이 길어지면 세포들이 늦게 깨어나게 되므로 오히려 역효과가 나타난다. 낮 시간에 길게 자면 밤에는 당연히 잠이 오지 않는다. 노인들은 이런 경우 자신이 불면증에 시달린다고 생각하지만 잠의 전체 길이로 볼 때는 충분한 것이다.

대체로 밤에 잠을 이루지 못하게 되면 어둠 속에서 이 생각 저 생각을 하게 되므로 생각이 부정적인 방향으로 흐르게 된다. 그러므로 어둠 속에서 생각에 빠지느니 불을 켜고 무엇인가 하도록 하는 것이 중요하다.

또 낮 시간에도 육체에 피로감을 줄 수 있도록 간단한 산책이나 무리 없는 운동을 하는 것도 좋다. 특히 실외에서 하는 운동은 신선한 공기를 마실 수 있어 뇌혈관 건강에도 도움이 된다.

또한 햇빛을 쏘이는 것도 좋은 방법이다. 최근 일본에서는 치매환자에게 빛 치료법을 적용하고 있다고 한다. 낮에는 자연광인 햇빛을 쪼이게 하고 밤에도 잠이 오지 않을 때 자연광을 쪼이게 하는데 빛은 활동성을 증가시켜 효율적으로 불면증 치료를 할 수 있다고 한다.

※불면증에 좋은 음식

- **바나나** 바나나는 멜라토닌과 세로토닌이 함유되어 수면을 촉진시키며 근육이완에 도움이 되는 마그네슘도 들어 있어 숙면에 도움이 된다.

- **따뜻한 우유** 우유에는 트립토판이라는 아미노산이 들어 있어 진정 효과가 있으며 뇌의 트립토판 사용을 보조하는 칼슘도 들어 있어 좋다.

- **꿀** 지나치게 많은 당분은 자극이 되어 좋지 않지만 약간의 포도당은 뇌로 하여금

뇌를 깨어 있게 하는 오렉신이라는 호르몬 분비를 줄여 잠을 자는 데 도움을 준다.

생 양파 양파에는 신경을 안정시키고 잠을 자게 하는 성분이 들어 있다. 불면증이 있는 사람은 저녁식사에 생 양파를 먹는 것이 좋은데 물에 씻지 말고 미끈미끈한 점액질을 함께 섭취하는 것이 좋다. 또 머리맡에 잘게 썬 양파를 두고 자는 것도 좋다.

대추차 대추에는 신경을 안정시키는 물질이 들어 있어 신경성 불면증에 좋다.

네이버 지식백과, 월간 〈건강과 생명〉

정신과 치료를 시작하다

병원에 가기로 한 날, 집에서 가까운 종합병원을 두고 시어머니는같은 교회 아는 사람이 모 부서 과장으로 있다는 B병원으로 가기를 원했다. 가뜩이나 병원에 안 가려고 했기 때문에, 차로 집에서 한 시간 이상 걸리지만 어머니가 원하는 병원으로 갔다.

외래 진료를 하는 동안에도 시어머니는 불면을 호소하며 안절부절못했다. 의사의 문진을 받고 기초검사를 하고 뇌 단층촬영을 했다. 모든 검사가 끝난 후, 의사는 환자와 가장 가까운 보호자와의 면담을 원했다. 환자와 함께 살며 늘 곁에서 모시는 사람을 찾았기 때문에 당연히 내가 면담에 나섰다. 의사는 시어머니의 뇌 사진을 보여주면서 뇌가 많이 위축되어 있다고 했다. 그리고 함께 살아오면서 시어머니에게서 느낀 모든 점들을 자세히 말해 보라 했다.

나는 어머니와 집에서 지내온 일들을 차근차근 말했다. 다 듣고 난 의사는 시어머니의 증상에 '기질성 우울증 및 노인성 치매'라는 진단을 내렸다.

기질성이란 태어날 때부터 성격적으로 가지고 있는 특성으로, 젊어서부터 아무도 믿지 않으려 하는 심한 의심과, 자신의 고집을 꺾지 않으려는 편집증을 수반한다고 했다. 체력이 좋을 때는 그런 증상들에 대한 제어가 가능하지만, 나이가 들면서 체력이 약해지면 점차적으로 몸이 정신을 컨트롤하지 못하게 되고, 치매증상으로 발전한다는 것이었다.

뿐만 아니라 살아오면서 내가 느낀 황당했던 부분이나 불편했던 점들도 모두 치매 초기 증상으로 보아야 한다고 했다. 그런 것들은 모두 이론적으로 전혀 이해가 안 되는 의심들이었는데… 비로소 그 동안 시어머니를 이해하지 못하고, 섭섭하게 생각했던 점들을 하나 둘 돌이켜보게 되었다. 결국 시어머니는 그렇게밖에 할 수 없었던 환자였음을 연민의 시선으로 바라보았다.

황당한 예로 이런 일도 있었다. 치매가 본격적으로 시작되기 한참 전이었는데, 친척 중에 시어머니의 사촌 시동생뻘 되는 사람이 시어머니의 막내아들, 곧 내 시동생과 나이가 같아서 우리 집에 자주 놀러 오기도 하고 자고 가는 일이 더러 있었다.

어느 날이었다. 그 친척이 우리 집에서 하루를 묵고 간 다음날이었는데 시어머니가 갑자기 시아버지의 마고자가 없어졌다며 분명히 그 사람이 가져갔다고 했다. 그는 그 때 군대를 갓 제대한 총각이었다. 나는 어디에 두고 또 못 찾는구나 싶어 어머니와 같이 옷장 안을 뒤지기 시작했다. 그런데 시어머니는 어제 왔던 그 사촌 시동생이 틀림없이 가져갔다고 단정을 지었다. 물론 말도 안 되는 의심이었다.

나는 하도 어이가 없어 총각이 늙은 사람 마고자를 무엇에 쓰려고 가져갔겠느냐 반문했지만, 너는 모른다며 틀림없이 그가 가져갔다고 단정을 내렸다. 그런 식으로 터무니없는 의심을 하곤 했는데 의사의 말을 들으니 정말 정상이 아니었구나 하는 느낌이 들었다.

의사는 진찰 후 치매는 현재로서는 약이 없다는 것, 언제 어떤 행동을 할지 모르니 항상 곁에 사람이 붙어 있어야 한다는 것, 집안 분위기를 바꾸지 말 것 등등 간병하는 나에게 여러 가지 참고사항을 알려주었다. 집안 분위기를 바꾸는 것은 치매환자가 새로운 환경에 적응하지 못해 혼란을 더 가중시키므로 가구나 그 외 집안에 있는 집기를 될 수 있으면 옮기지 않는 것이 좋다고 했다. 안정적인 분위기를 유지하고, 곁에서 간호하는 사람이 자주 바뀌는 것도 좋지 않다고 말했다.

우선 잠을 잘 잘 수 있는 약을 지었으니 유의해서 간호를 하고, 일주일

에 한 번씩 외래로 나와 지속적인 관찰과 상담을 하며 관리를 받아야
한다고 했다. 기질성 우울증 및 노인성 치매라는 진단을 받은 그 때가
시아버지가 돌아가신 지 다섯 달 째로 접어들던 때였다.

치매와 우울증

치매 환자에서 우울증이 얼마나 흔하게 나타나느냐는 우울증의 심각도를 어떻게 정의하느냐에 따라 달라진다. 단순히 우울감을 가지고 있는 경우, 혹은 감정부전증(dysthymia)을 기준으로 하는 경우, 경도 우울증(minor depressive disorder)을 기준으로 삼는 경우, 주요 우울증(major depressive disorder)을 기준으로 하는 경우 등이 그 예가 될 텐데 이들 우울 증상의 진단기준 차이를 요약하였다.

기존 연구에 의하면 단순히 우울 기분을 호소하거나 관찰할 수 있는 경우까지 포함한다면 알츠하이머병 환자에서 40~60%가 우울증을 겪는 것으로 보고되고 있다. 비교적 엄격한 우울장애의 진단을 내릴 수 있는 경우는 19% 정도로 추정된다. 여러 연구를 종합할 때 알쯔하이머병 환자의 약 20% 가량이 주요 우울증의 삽화를 겪고 약 50%에서 우울 증상을 겪는다고 추정하는 것이 대체적인 추세다.

우울증을 정서-기분(affect and mood)에 관련된 증상과 욕동-동기(drive and motivation)에 관련된 증상으로 구분한다면 뚜렷한 인지기능의 장애가 나타나기 전인 전구기의 알츠하이머병에서는 기분 증상보다는 동기와 욕동에 관련된 증상들이 흔하다가 치매가 진행되면서 점차 정서-기분 증상이 나타나고, 말기에는 오히려 욕동-동기의 저하가 주로 나타나는 것으로 볼 수 있다.

정서-기분 증상으로 불쾌감, 죄책감, 자살 사고 등이 해당된다면 욕동-동기 증상으로는 흥미 소실, 정신운동속도 지체, 집중력 저하 등을 들 수 있다.

따라서 외견상으로는 우울장애가 경도 치매나 중등도 치매에서 흔히 나타나고 중증 치매에서는 오히려 적게 나타나는 것으로 보일 수도 있지만, 치매가 심하게 진행된 경우에는 우울장애의 측정이 어려울 수도 있다는 점을 감안해야 하며, 중증 치매라 하더라도 일정 간격으로 우울 증상을 추적한 연구를 보면 이들 중 30~40%에서는 우울 증상이 지속됨을 보고되고 있다.

반대로 주요 우울증에서도 인지기능의 장애를 흔히 보이므로 이 둘 사이의 임상적 구분은 매우 중요하지만 실제 임상에서 이 둘을 감별 진단하기가 쉽지 않다.

그 이유는 우선 치매 환자는 현재 우울증이 없더라도 정신운동 지체, 정서적 불안정성, 수면장애, 체중의 감소, 정서 상태 표현의 저하, 비관적 사고 등을 흔히 나타낼 뿐 아니라 치매 환자의 특징적 증상의 하나인 무감동증(apathy)은 보호자들에 의해 흔히 우울증으로 보고되기 때문이다.

둘째로는, 노인에서는 우울장애의 포착이 숙련된 임상가라 하더라도 쉽지 않기 때문이다. 노인 우울장애 환자는 젊은 우울장애 환자에 비해 정서에 관련된 증상을 덜 보인다고 알려져 있어 이를, '슬픔 없는 우울증(depression without sadness)'이라고 하여 노인성 우울증의 특징으로 언급되기도 한다.

세 번째로는 치매 환자의 경우 자신의 상태에 대한 일관된 자가 보고를 하기가 어렵기 때문인데 대개 환자는 자신의 정서증상에 대해 저평가하는 경향을 보인다.

월간 〈건강과 생명〉

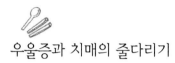

우울증과 치매의 줄다리기

정신과에서 처방 받은 약을 복용하면서 생겨나는 새로운 문제점으로 나는 더 혼란스러워졌다. 어머니가 매사에 안절부절못하고, 잠을 자고 나면 완전히 딴 사람이 되어 우리집을 찾아가자는 둥, 당신 방에 데려다 달라는 둥, 엉뚱한 착각으로 괴로워했기 때문이었다. 일주일 후 외래 진료가 있던 날 의사에게 그런 고충들을 얘기했더니 의사는 우울증보다 치매 치료에 비중을 두어 약을 처방했다.

그러나 치매에 관한 처방약을 먹으면 우울증이 급속하게 심해졌다. 다시 의사에게 우울증에 대해 상의하면 또 마음을 안정시키는 안정제를 투여했다. 그 양이 자칫 조금만 균형을 잃으면, 치매가 급속도로 진전되어 때때로 사람을 착각한다든지 여러 가지 감당하기 힘든 상황이 발생했다.

시어머니는 친구들이 전화를 걸어오면 통화를 끝낸 후, 그들을 찾아 부르며 집안을 헤맸다. 전화통화가 아니라 실제로 그 사람들과 한자리에서 얘기를 나눈 것으로 착각하고는 아무리 전화 통화라고 설명해도 받아들이지를 않았다.

일주일 후 병원에 가서 그런 일들을 설명했더니 의사는 전처럼 치매증상을 완화시키는 약으로 대처했다. 그러자 어머니는 다시 우울해져 세상에서 자신이 제일 불쌍하고 불행하다는 자기 비하의 감정에 빠졌다. 시어머니가 완전히 엉뚱한 사람이 되어 한치 앞을 예측할 수 없는 행동들을 자주 하게 되자 나는 일상생활조차 힘들어졌다. 집안은 하루에도 몇 번씩 아수라장이 되었고 나마저 정신이상이 되는 게 아닌가 하는 한심한 생각이 들 때도 있었다. 결국 심한 치매보다는 당신 정신이 온전한 우울증이 그나마 나을 것 같아 치매치료에 치우쳐 달라 의사에게 호소했다.

외래 진찰이라는 것이 불과 몇 분 만에 끝나버리는 탓에, 시어머니는 다른 사람 차례가 되어도 진찰실을 나오려 하지 않고 했던 질문을 되풀이하며 안절부절못했다. 의사와 간호사는 쩔쩔매면서 내게 도움을 청했다. 그래서 진료가 있는 날은 의사도 나도 시어머니가 또 막무가내로 졸라댈까 봐 미리 겁을 먹곤 했다. 치매 약에 비중을 두면서 그나마 불면증은 조금씩 호전되는 듯 했으나, 자신이 불행하다는 감정은 갈수록 증세가 심해졌다.

이웃 동네에 어머니와 각별하게 지내는 할머니 한 분이 있었다. 아이를 못 낳는다는 이유로 일찍이 시집에서 쫓겨나 혼자 살아가는 불쌍한 분이었는데 때때로 시어머니 때문에 힘들어 하는 나를 많이 도와주었다. 나는 시어머니가 자신이 불쌍하다고 심하게 한탄할 때면, 시어머니 손에 간식거리나 음식을 들려 그 할머니 집으로 보내곤 했다. 누구보다 열악한 환경에서도 세상을 원망하지 않고 밝게 살아가는 모습을 보고 어머니가 위안을 받았으면 하는 나름대로의 계산된 바람에서였다. 더불어 시어머니 스스로에게 나누는 기쁨을 느끼게 하기 위해 두 사람 몫의 금방 지은 따뜻한 밥을 싸고, 반찬도 이것저것 준비해서 그 분과 같이 식사를 하고 오도록 부추겼다.

그런 날이면 시어머니는 잠시라도 마음으로 흐뭇

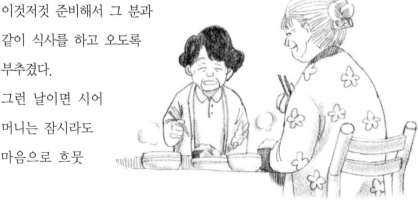

해 하는 것 같았고, 그렇게 배려한 나에게 고마워했다. 그리고 어린아이처럼, '네 말을 들으니 마음이 참 뿌듯하다'고 기뻐해서 자주 그런 기회를 갖도록 준비해 드렸다.

그러나 모든 것들은 순간뿐, 조금만 시간이 지나면 언제 그랬냐는 듯 금세 우울해지고 아무리 마음을 돌리려 해도 나로서는 역부족이었다. 작은 일에도 자주 울고 한숨소리가 끊이지 않았다.

그러던 어느 날이었다. 아침에 시어머니 방청소를 하느라 이불을 들추니 이불 속에 가위가 들어있었다. 깜짝 놀라 이걸 왜 여기 두었느냐 물었더니 당황하며 얼른 가위를 감추는 게 아닌가. 순간 불길한 생각에 가슴이 철렁 내려앉았다.

나는 점점 불안해져서 다음 진찰 때 우울증 치료에 중점을 두어 달라 의사에게 청했다. 혹 불상사라도 생길까봐 내가 더 겁이 난 때문이었다. 차라리 맑은 정신이 아니더라도 위험은 피해 가자는 계산이었다. 아무리 같이 살아도 24시간을 옆에서 지켜볼 수는 없는지라 잠시라도 내가 자리를 비운 사이에 그런 용구들로 자해행위라도 할까봐 여간 신경이 곤두서는 게 아니었다.

의사는 당시 시어머니의 상태가, 기질성 우울증과 치매가 마치 줄다리기를 하듯 상호관계를 유지하고 있는 상태라 머리카락 한 올만큼의 차이로도 예민해져서, 치매를 치료하려 하면 우울증 증세로 내닫고 우울증을 치료하려 하면 치매로 치달아 여간 난감한 경우가 아니라 했다.

치매의 원인

일반인들은 대개 치매를 단일한 질병으로 생각하고 있다. 따라서 치매는 모두 다 똑같은 것이고, 특별한 치료법이 없다고 속단해 버리기도 한다. 그러나 치매는 단일 질환을 가리키는 것이 아니며, 의학 용어를 사용한다면 특정 증상들의 집합인 하나의 '증후군 (症候群 syndrome)'에 해당하는 것이다. 그러므로 치매라는 임상 증후군을 유발하는 원인 질환은 세분하면 수십 가지에 이른다.

치매의 원인 중 가장 흔한 것은 퇴행성 뇌질환의 일종인 알츠하이머병으로 약 50-60%를 차지하고, 그 다음으로는 혈관성 치매가 20-30%를 차지하며, 나머지 10-30%는 기타 원인에 의한 치매라고 보면 된다. 치매의 기타 원인으로는 우울증, 약물, 알코올 및 화학물질 중독, 대사성 원인으로 인한 전해질 장애, 갑상선질환, 비타민 결핍증, 뇌 기능 장애를 초래하는 감염성 뇌질환, 두부외상, 정상압 수두증 및 다발성 경색증 등이 있다.

우선 전체 치매환자의 80% 이상을 차지하는 알츠하이머병과 혈관성 치매에 대해 간략하게 살펴본다.

1) 알츠하이머병

알츠하이머병은 1907년 독일의 정신과의사인 알로이스 알츠하이머(Alois Alzheimer)가 최초로 보고한 퇴행성 뇌질환으로 치매를 일으키는 원인 중 가장 흔한 것이다. 이 병은 베타 아밀로이드 단백질이라는 독성 물질이 뇌에 축적되면서 뇌신경세포가 점진적으로 소멸되는 병으로, 임상적으로는 매우 서서히 발병하여 매우 서서히 악화되는 특징적인 경과를 보인다.

발병 초기에는 노년기에 흔한 양성 건망증과 혼동되는 경우가 매우 많다. 사망한 알츠하이머병 환자의 뇌를 현미경으로 검사하면 베타 아밀로이드 단백질이 침착된 특징적인 노인반(senile plaque)과 신경원섬유농축(neuro fibrillary tangle)이 관찰된다.

2) 혈관성 치매

알츠하이머병 다음으로 많이 나타나는 것이 뇌혈관이 막히거나 좁아지는 등의 원인으로 발생하는 혈관성 치매이다. 혈관성 치매는 갑자기 시작되고 갑작스럽게 상태가 악화되는 경우가 많아 점진적인 경과를 보이는 알츠하이머병과 임상적으로 차이를 보인다. 흔히 '중풍 앓고 나시더니 갑자기 이상해지셨다'는 경우 혈관성 치매일 가능성이 높다.

그러나 모든 혈관성 치매가 이러한 전형적인 경과를 보이는 것은 아니며, 미세 혈관들이 반복적 혹은 점진적으로 막히는 경우에는 알츠하이머병과 구분이 어려울 정도로 점진적인 경과를 보이는 경우도 있어, 감별 진단을 위해서는 반드시 전문적인 진료가 필요하다. CT 또는 MRI 등 뇌영상검사를 시행하면 혈관성 치매 환자의 경우, 뇌경색 또는 뇌출혈 등 뇌혈관 질환의 흔적이 확인된다. 흔히 혈관성 치매인 경우에는 초기부터 편마비, 구음장애, 안면마비, 연하곤란(음식을 삼키는 데 어려움을 느낌), 편측 시력상실, 시야장애, 보행장애, 실금 등의 신경학적 증상을 동반하는 경우가 많다.

3) 원발성 치매

원인 질환의 성격에 따라서도 구분할 수 있다. 즉 다른 특별한 질환이 없음에도 불구

하고 발생하는 경우를 원발성이라 하는데, 원발성 치매와 다른 질환에 의해 이차적으로 치매가 발병한 경우로 나눌 수 있는데, 이런 구분이 중요한 이유는 다른 질환에 의해 이차적으로 치매가 발병한 경우에는 그 원인질환을 예방, 치료함으로써 치매의 발병, 진행을 막거나 호전시킬 수가 있기 때문이다.

1) 원발성 치매의 원인으로는 퇴행성 뇌질환 (degenerative brain disease)이 대표적인데 이는 아직까지 원인이 뚜렷이 밝혀지지 않은 질환들로서, 뇌 신경세포의 손상과 소실이 일어나는 질환이다. 여기에는 알츠하이머병과 이의 변종인 전측두엽성 치매, 파킨슨병에 의한 치매, 비만성 루이 소체 질환 등이 속한다.

2) 다른 질환에 의해 이차적으로 치매가 발생하는 경우로는 우울증이나 약물, 알코올 및 화학물질 중독에 의한 것들, 대사성 원인으로 전해질 장애, 갑상선 질환, 비타민 결핍증 등, 감염성 뇌질환, 두부외상, 수두증과 다발성 경색증 등이 있다.

4) 기타 치매

그 외에도 각종 퇴행성 뇌질환, 대사성 질환, 우울증, 결핍성 질환, 중독성 질환, 뇌종양, 뇌외상, 감염성 질환 등 매우 다양한 종류의 원인에 의해 치매라는 증후군이 유발될 수 있다.

또한 그 빈도는 낮지만 루이체 병(Lewy body disease), 전측두엽성 치매, 파킨슨씨병 등의 퇴행성 뇌질환들도 치매를 일으키는데, 질환별로 알츠하이머병과 구별되는 특징적인 뇌병리 및 임상증상을 보인다. 그러나 이러한 원인 질환들은 알츠하이머병에 비해 그 빈도가 매우 낮다. 기타 치매들에서 주목해야 할 점은, 이들 중 상당수가 원인 질환에 대한 치료를 통해 증상 개선이 아닌 근본적인 치매 치료가 가능하다는 것이다.

연구에 따라 다소 차이를 보이기는 하지만 대체로 이렇게 치료 가능한 치매는 전체 치매의 약 10-15%를 차지한다.

치료 가능한 대표적인 치매 원인 질환으로는 우울증(가성치매), 약물 및 알코올 중독, 갑상선 질환(갑상선 기능저하증) 등의 대사성 질환, 비타민 B12 또는 엽산결핍 등의 결핍성 질환, 정상압 뇌수두증(normal pressure hydrocephalus), 경막하 혈종, 뇌종양 등이다. 이러한 가역성 치매의 치료예후는 상당부분 조기치료에 의해 결정되므로 치매 증상을 보일 때는 빨리 전문 병원을 찾아 정확한 진단을 받는 것이 필요하다.

한국치매협회 홈페이지

단계별로 본 치매의 증상

※치매환자의 기억 특징

양성의 노화성 건망증은 아주 사소한 것을 기억하지 못한다. 그래서 아침나절에 받은 곗돈을 서랍에 두었는지 옷장에 두었는지 열쇠를 어디에 두었는지 몰라 헤매기도 하지만 잠시 집중하면 생각이 나게 된다. 그러나 치매환자가 보이는 건망증은 최근에 경험한 모든 일을 기억하지 못한다. 수첩에 적어 둔다고 해도 수첩에 적었다는 사실까지도 기억하지 못하기 때문에 일반적인 건망증과는 차이가 있다.

치매환자들은 의외로 오래된 일은 잘 기억하는 경우가 있다. 단기기억에 장애가 오면 사람을 잘 알아보지 못하고 도둑이라고 우기거나 아들이나 손자에게 마치 처음 만나는 사람처럼 깍듯하게 인사를 하는 경우도 있다. 그것은 방금 소개받은 사람의 얼굴을 기억의 창고에 집어넣지 못하기 때문이며 볼 때마다 처음 만나는 얼굴이 되는 까닭이다. 오랜만에 만나는 친척이나 자녀를 마치 남 대하듯 하는 것도 환자의 기억에 입력되어 있는 것이 오래전 얼굴이기 때문에 나이가 들면서 변한 얼굴을 알아보지 못하는 까닭이다.

※특징적인 증상 및 정도

초 기 경도치매: 발병 후 1~3년)

- 기억 장애 (특히, 최근 일이나 대화 내용 망각, 오래된 일은 비교적 잘 기억)

　최근 기억의 경미한 감퇴로 인해 새로운 지식의 습득을 어려워한다. 오랜 시간이 지난 기억은 잘 하지만 최근에 한 약속을 잊는다든지, 늘 사용하던 물건을 어디에 놓

있는지 자주 잊어버린다고 호소한다.

- 집중력 저하 및 계산 착오

    집중력이 저하되어 예전에 잘 하던 계산에서 실수를 하게 되고, 복잡한 상황의 이해, 문제의 해결 및 결정을 내리는 데 어려움을 보이게 된다.

- 언어 장애 (경미한 표현 감소)

    말로 표현하는 것을 어려워하고, 물건의 이름을 잘 모르며, 말을 듣고도 잘 이해하지 못하게 되어 상대방과 대화를 하는 데 어려움을 보인다. 점차 말이 없어지게 된다.

- 일상생활이나 사회활동에 대한 회피반응

    시간개념의 혼돈이 서서히 시작되어 중요한 날이 되었는데 잘 모른다든지, 오늘이 며칠인지 혼돈스러워 한다. 그리고 점차 진행되면서 장소개념의 혼돈으로 인해 잘 알지 못하는 장소를 찾아갈 때 길을 잃어버릴 수가 있다.

-정신 및 행동 증상

    자발성이 줄어들어 다소 무덤덤해지고, 무기력해지거나 우울증을 보인다. 짜증이 늘어나고 고집스러워지기도 한다.

중 기 (중증도 치매 : 발병 후 3-8년)

초기단계에서 보였던 기억력 감퇴, 언어능력 등의 증상은 더욱 악화되며, 대체적으로 사회적 판단에 장애를 겪게 된다. 점차 진행되면서 씻기, 옷 입기 등 일상생활에 필요한 동작에도 어려움을 보여 일상생활을 유지하기 위해 주변 사람들이 도와주어야 한다.

- 기억 장애의 심화 (오래된 기억까지 망각)

    초기에 보였던 기억장애가 더욱 악화되어, 오래된 기억까지 망각하게 된다. 식사를 했는지 기억을 못해 식사를 하고는 다시 반복해서 할 수도 있다. 점차 진행되어, 자신의 생활에서 중요한 내용들, 예를 들면 주소나 전화번호, 손자의 이름, 자신이 다닌 학교의 이름을 기억하는 데 어려움을 보인다.

- 지남력 장애 (시간관념이 흐려지고, 길을 잃는 경우 발생)

시간개념이 더욱 흐려져, 낮과 밤을 구분하지 못하고, 계절감각도 사라지게 된다. 집 근처에서도 길을 잃고 헤매다가 경찰에 의해 보호를 받기도 한다. 가까운 가족의 얼굴은 알지만 친지의 얼굴을 알지 못하게 된다.

- 언어 장애 (표현력 저하, 이해력 저하)

읽기, 쓰기, 숫자 계산에 어려움을 보이게 된다. 계절이나 상황에 적합한 옷을 선택하는 데 어려움을 보이기도 하며, 혼자 옷을 입고 벗기 어려워하고, 가끔 반대쪽 신발을 신으려 하거나, 신발끈 매기 등, 단순한 동작을 할 수 없게 된다.

- 행동증상 (배회, 난폭행동 및 기타 초조행동, 환각, 망상, 야간착란, 수면장애)

무덤덤해지거나 예민해지고, 안절부절 못해 할 수 있다. 목적 없이 길거리를 배회하기도 한다. 환각, 망상 등의 정신증상을 보여, 헛것을 본다든지, 이웃 주민이 자신의 물건을 훔쳐간다며 욕을 하고 난폭한 행동을 하기도 한다. 불면증에 시달리고, 야간착란 증상을 보일 수 있다.

말 기 (고도 치매 : 발병 후 5~12년)

모든 지적능력이 심하게 손상되고, 일상생활의 능력이 심하게 감퇴되어 대소변을 가리지 못하며 스스로 식사를 할 수 없게 된다. 또한 팔 다리 등 신체에 장애가 없는데도 걷지 못하게 되어 뇌가 더 이상 신체에게 무엇을 지시할 수 없는 것처럼 보이게 된다.

이 시기에 환자는 기본적인 일상생활을 유지하기 위해 거의 전적으로 주변의 도움에 의존하게 된다.

- 기억 장애 더욱 심화 (대부분의 기억 망각)

  환자는 자신의 주변과 연도, 계절을 알지 못하게 되며, 점차 밤낮도 구별할 수 없게 된다. 점점 악화되어 최근 일어났던 일이나 사건 대부분을 기억하지 못하며, 종종 배우자와 같이 아주 중요한 사람의 이름도 잊어버린다.

- 지남력 장애 심화 (가족이나 가까운 친지를 알아보지 못함)

  장소 개념도 더욱 흐려져 집안에서 화장실이나 자신의 방을 찾지 못한다. 그리고 가족이나 가까운 친지를 알아보지 못하게 되며, 거울에 비친 자신의 얼굴을 못 알아보기도 한다.

- 언어 장애 심화 (부적절하고 단편적인 발언 증가 또는 표현 상실)

  뜻을 알지 못하는 단편적인 말들을 중얼거리고, 알 수 없는 소리만을 내게 되어, 결국 아무 말도 할 수 없게 된다.

- 행동증상 지속

  주위에 발생하는 일에 대해 반응이나 관심을 보이지 않고 자발성이 상실된다. 또한 심한 정신병적 증상을 보이기도 하며, 단순히 같은 행동을 반복하는 강박적 행동을 보인다.

- 신체증상 출현 (대소변 실금, 보행장애, 경직 등이 출현하기 시작하여 결국에는 와상 상태－누워서만 지내는 상태에 이름 ; 폐렴, 요로 감염, 욕창 빈번)

  대소변을 못 가리고, 잘 걷지 못하고, 경직 등이 출현하기 시작하여 결국에는 누워서만 지내는 상태에 이르게 된다. 월간 〈건강과 생명〉, 〈뇌 건강 연구〉

문제행동별 대처법 ①

※의심, 망각, 초조행동 대하기

① 집안에서 자신의 방을 찾지 못하는 경우

치매 환자들은 공간에 대한 개념이 떨어지기 때문에 방을 못 찾을 수 있다. 남의 방에 들어온 것에 대해 잘못을 지적하기 보다는 같이 방을 찾는 방식으로 환자와 함께 행동해 주는 것이 좋다.

② 물건이나 돈을 훔쳐갔다고 의심하는 경우

환자는 무엇이든 자꾸 잊어버려서 불안해지기 쉬우며, 이 때문에 기억을 못하는 것을 남의 탓으로 돌려 의심이 증가할 수 있고 심해지면 망상으로 진행될 수도 있다. 이 경우 물건이 없어질 리가 없다며 믿어주지 않는 행동을 하지 말고, 심하지 않다면 동조해 주며 함께 찾아볼 수도 있으며, 물건을 준비해서 찾은 것처럼 건네 주는 것도 한 방법이다.

③ 가만히 있지 못하고 계속 움직이려고 하는 경우

한시도 가만있지 않고 왔다갔다 하는 등 목적 없이 반복적인 행동이 나타날 수도 있다. 이는 초조증상으로서 이런 환자는 쉽게 흥분하고 공격성을 보일 수도 있으므로 천천히, 조용하게 접근하고 부드러운 말로 안심시켜 주는 것이 중요하며, 관심과 주의를 다른 곳으로 돌리는 것도 도움이 될 수 있다.

④ 사람을 못 알아보는 경우

적당히 말을 맞춘다. 몰라보는 것이 당연하고 알아보면 칭찬해 준다. 가족관계나

촌수는 대체로 틀릴 때, 죽은 사람이 살아 있다고 할 때, 손자의 성장은 모를 때, TV와 현실을 구별 못할 때가 있다. 이 때 바른 답을 못 알아들으면 부정하지 말고 적당히 말을 맞춘다.

⑤ 피해망상을 갖는 경우

침착하게 자신을 가지고 행동한다. 지갑, 보석, 통장을 챙기는 것을 잊어버리고 주변인을 의심한다.

의심받는다고 흥분하지 말고 침착하게 난처한 노인의 기분을 이해하라. 함께 찾을 것을 제안하고, 안 나올 물건은 미리 대체품을 준비하여 반복되면 가장 신용 있는 자녀에게 맡긴다. 넣어두는 장소를 정해서 써 놓는다. 감추는 장소를 미리 알아둔다. 월간 〈건강과 치매〉

문제행동별 대처법 ②

· 집에 가고 싶어 하는 경우 – 손님 취급을 해본다. 부드럽게 말을 걸면서 신경을 써 준다.

· 자신의 집에 있으면서 집에 간다고 한다. (배회 및 가출의 원인) 근무하던 직장에 간다 고 한다 – 상황인식을 부정하면 더욱 저항한다. 노인이 자신의 집으로 느끼지 않는 것이다. 함께 외출하여 요구를 충족시킨다. 다른 일로 유도하여 관심을 단념시킨다. 하룻밤만 자고 가기로 약속한다.

· 가출(배회)하는 경우 – 함께 걸어 본다. 걷는 모습을 관찰한다. (교통사고 가능성 확인) 가출하는 리듬을 알아본다.

치매환자들이 기억장애로 인해 집을 잃고 실종되는 것을 방지하기 위해 가족과 언제 든지 교신이 가능한 전자기구를 장착하게 하고, 유사시 이를 작동할 수 있게끔 간단한 교육을 시키는 것도 필요하다.

※혹시 이런 증상이 치매가 아닐까 의심해 보기

– 최근에 생긴 일에 대한 기억력이 저하된다.

– 최근에 나누었던 대화내용을 기억하지 못한다.

– 물건 둔 곳을 기억하지 못한다.

– 메모를 하지 않고 장을 보러 가면 사와야 할 물건을 자주 빠뜨린다.

– 물건 이름이 자주 생각나지 않는다.

– 평소에 쉽게 잘하던 일을 하는 데 어려움이 생긴다.

- 시간과 장소에 혼동이 생긴다.
- 계산능력이나 판단력이 떨어진다.
- 성격이 변했다.
- 10년 전 일을 어제 일처럼 얘기한다.
- 이상한 물건을 먹는다. 신문기사 발췌

사과 서리

갑자기 부르면 돌아보다 넘어질까 봐
살금살금 달려가 뒤에서 덥석 껴안았다.
어머니는 나뭇가지를 움켜잡고 버둥거렸다.
얼마나 손힘이 억센지 당할 수가 없었다.
그 순간만큼은 시어머니가 아니라 말썽꾸러기 아이나
다름없었다.
남편도 없는 아침나절이라 혼자서 끙끙대며 끌어내리는데
그 때마다 시어머니는 아무 나뭇가지나 부여잡고
절대로 놓지 않으려고 발버둥을 쳤다.

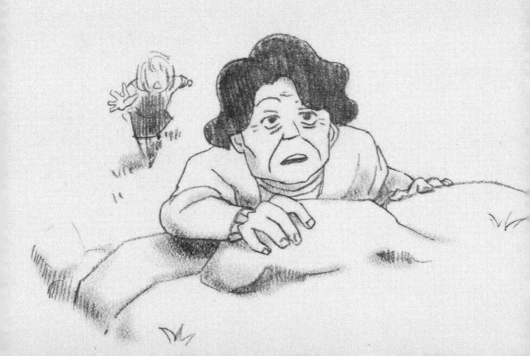

꿈과 현실을 넘나들다

우울증 약의 부작용인지 어머니는 정신이 점점 흐려져 꿈과 현실을 분간하지 못했다. 전날 유년시절의 꿈을 꾼 날은 당신의 친정어머니가 왔었다며 어머니를 찾아오라고 조르는 식이었다. 살아 계신다 해도 이북 황해도 황주가 고향이니 그곳에 계실 것이고, 연령을 따진다면 시어머니가 막내딸이니 100세가 훨씬 넘었을 터이니 당장 모셔오라는 것은 말도 안 되는 고집이었다.

시어머니의 경우 치매가 시작되면서, 유독 어렸을 때의 기억으로 돌아가 모든 것을 바라보고 행동한다는 것이 특징이었다.

꿈에 친정어머니와 금강산에 갔었는데 지금 또 가야 한다고 당신의 친정어머니를 찾는 경우도 있었다. 그러면서도 어느 순간 당신이 친정어머니가 되어 당신의 아들, 즉 내 남편을 자신의 친정오빠라고 하면서도 오빠로 보는 것이 아니라 자신이 친정어머니이기 때문에 아들로 인식하곤 했다. 시어머니의 오빠는 당시 지방에 살고 있었는데, 아들을 보고 그 오빠의 이름을 부르며 친정어머니 역할을 하고 있는 것은 어떻게 설명해야 할지 모르겠다.

돌이켜보면 나도 미련하달 만큼 현명하지 못했다. 어머니 아들이지 어째서 아들보고 외삼촌 이름을 부르느냐, 아니다, 라며 통하지도 않는 인식을 시키려고 진땀을 빼곤 했으니 말이다. 어머니의 행동에 적당히 동조하면서 상황을 반전시키면 됐을 텐데 그러지 못하고, 목이 아프도록 사실을 전달하려고 같은 말을 수도 없이 반복하다가 하루 해가 저물곤 했다. 아무리 해봐야 소용없는 일을 되풀이하고 있었으니 당시에는 치매라는 병을 나도 제대로 이해하지 못했던 듯싶다.

시어머니가 야속하고 답답하기만 해서 왜 나는 이런 시어머니를 모셔야 하는지 서글픈 생각도 들었다. 누구에게 하소연할 수도 없고, 잠시라도 내가 한 눈을 팔면 일은 걷잡을 수 없는 상황으로 치달을 것이 뻔했다. 그런 때는 솔직히 시어머니가 싫고 일이 힘에 겨웠는데 순간순간 시어머니가 이완된 내 양심을 일깨울 때가 있었다.

가끔 내가 지쳐서 아프다고 하면 한잠 푹 자라는 등, 순간이라도 신통할 정도로 나를 배려해 주는 것이었다. 그런 상황을 역이용해서 시어머니가 착시현상이나 착각이 와서 볶아댈 때면, '어머니, 나 몸이 아파 약

먹고 좀 쉬어야겠어요' 하고 핑계를 댔다. 그러면 금세 희한하게도 조용해지면서 푹 쉬라고 했다.

그렇다고 푹 쉴 정도의 시간이 주어지는 것은 아니었지만 그런 시어머니의 배려에 편승해서야 나름대로 내 시간을 갖곤 했다. 나는 시집와서 지금까지 자리에 누워 앓아본 적이 없을 만큼 건강한 편이어서 그렇게나마 잠시의 휴식을 취하는 것도 떳떳치 못하게 느껴지곤 했다.

시어머니가 막무가내로 조를 때면 아무것도 할 수가 없었다. 금강산에 가야 한다며 검정고무신 사러 가자고 하루 내내 조른 적도 있었다. 늘 돈을 100원만 달라고 했는데, 100원을 드리면 검정고무신 사러 시장에 가자고 졸랐다. 처음에는 무조건 말리기만 하다가 도저히 그 상황을 벗어나기 힘들면 사러 가는 척 대문을 열고 나갔다가 적당히 신발 하나를 들고 들어 와 사왔다고 드리곤 했다. 그러나 돌아서면 1분도 안 되어 똑같은 상황이 반복되었다.

전화 통화를 하고 착각현상이 일어나고, 꿈을 꾸고는 꿈에서 헤어나지 못하며, 신발 사러 가자고 조르면 하루 종일 현관을 들락거리고, 그렇게 하루가 저물곤 했다. 정말로 참기 힘들때면 어디 다녀올 데가 있다 하고 현관문을 큰 소리로 여닫고 살짝 방에 들어오곤 했다. 하지만 그런 상태의 시어머니를 두고 외출한다는 것은 무모한 핑계에 불과할 뿐 잠시라도 조용히 있고 싶은 욕심에서 짜내는 연극이었다.

집 구조가 오밀조밀해서 다른 방에 있으면서 '다녀올게요' 하고 문 닫는 소리를 내면 신통하게도 그 순간부터 조용했다. 잠시 동안이지만 그런 때는 정말 정상처럼 보였다. 그러나 수시로 걸려오는 전화 때문에 '여보세요?' 라고 말소리를 내면, 시어머니는 단번에 목소리를 알아듣고는 '너 벌써 왔구나.' 하면서 다시 엉뚱한 고집을 부리곤 했다. 대부분 검정고무신을 사러 가자거나, 금강산에 가자는 것이었는데, 왜 검정고무신에 그토록 집착을 하는지는 알 수가 없었다.

그 무렵부터 어느 순간 사람을 전혀 알아보지 못할 때가 있었다. 심지어 따로 사는 작은 아들이 왔을 때도 '아저씨 누구세요?' 라고 물어 식구들을 긴장시키다가 잠시 후면 다시 알아보곤 했다.

특히 자다가 깬 후에 혼동이 심했는데 그것은 정상인 사람들도 가끔 잠에서 깨어 현재 상황을 착각하는 경우가 있으므로 힘은 들었지만 그다지 심각하게 받아들이지는 않았다.

치매의 증상

치매의 증상은 크게 인지적 장애 증상과 정신행동증상으로 구분할 수 있다.

1) 인지적 장애 증상

① 기억력 장애

초기에는 새로운 것을 잘 기억하지 못하지만, 진행할수록 오래된 것도 망각하게 된다. 많은 사람들이 흔히 치매에 대해 갖고 있는 오해 중 하나가, 옛날 일을 잘 기억하고 있으면 기억력이 괜찮은 것이므로 치매가 아니라고 생각하는 것이다. 오래된 일은 치매 중기에 이르러서야 손상되기 시작하므로 옛날 일을 기억하고 있다고 해도 최근 일에 대한 기억이 현저히 저하되었다면 얼마든지 치매일 가능성이 있다.

② 지남력 장애

시간, 장소, 사람에 관한 파악력이 저하되는 것으로 일반적으로 시간에 대한 장애가 먼저 나타나 날짜 관념이 흐려지기 시작하고 점차 진행되면 계절이나 밤낮도 구분하지 못하게 된다. 장소에 대한 파악력이 흐려지게 되면 늘 다니던 길도 헷갈려 길을 잃는 일이 생기며, 나중에는 집안에서도 방이나 화장실을 구분해서 찾아가지 못하게 된다. 치매가 상당히 진행된 다음에야 사람에 대한 지남력이 손상되는데, 심하지 않을 때는 가끔씩 만나는 사람을 알아보지 못하다가 말기에 이르게 되면 자신의 자녀나 배우자와 같이 아주 가까운 사람도 알아보지 못하게 된다.

③ 언어 장애

말을 표현하는 능력이나 이해하는 능력이 점차 감퇴되는 것으로, 초기에는 적절한 단어를 떠올리지 못해 말문이 막히는 정도의 증상을 보이다가 점차 다른 사람이 하는 말을 제대로 이해하지 못해 엉뚱한 대답을 하거나 횡설수설하기도 하며, 말기에 이르면 아예 표현력을 상실하여 함구증 상태가 되기도 한다.

④ 기타 고등인지기능 장애

치매에 걸리면 판단력, 추상적 사고력, 실행능력, 공간구성력 및 지각력, 계산력 등 다양한 고등인지기능들이 손상되는데, 치매의 종류나 심각도에 따라 다양한 양상으로 나타난다.

2) 정신행동증상

치매환자 자신이나 환자를 돌보는 가족을 고통스럽게 만들어, 병원이나 요양시설 등의 시설 입소에 이르게 하는 것은 기억력 감퇴와 같은 인지기능 장애가 아니라, 다양한 형태의 비인지적 문제행동 증상들 때문이다. 이러한 증상들은 초기보다는 중기 이후에 빈번하게 나타나다가 와상 상태에 가까울 정도로 기력이 저하되는 단계에 이르면 오히려 줄어드는 경향을 보인다. 그런데 이러한 증상들 중 상당수는 정신과적 약물치료를 통해 상당 부분 개선될 수 있다.

① 망 상

망상 중에서 가장 흔한 형태는 자신의 물건을 누군가 훔쳐 갔다는 내용의 도둑망상이다. 그 밖에도 누군가 자신을 해치려 하거나, 버리려 한다는 내용의 피해망상, 간병인이 사기꾼이라는 내용의 망상, 배우자가 부정한 짓을 했다고 믿는 부정망상 등 다양한 형태의 망상이 출현할 수 있다. 이러한 망상으로 인해 난폭행동이나 우울, 불안, 초조행동이 유발되기도 한다.

② 환 각

환각이란 실제로 존재하지 않는 것을 마치 있는 것처럼 느끼는 것이다. 치매에서 가장 흔한 환각은 환시이고, 환청도 비교적 자주 나타난다. 그 밖에 드물긴 하지만 촉각이나 후각, 미각 등에 대해서도 환각이 일어나기도 한다. 이러한 환각 증세도 망상의 경우와 마찬가지로 난폭행동이나 초조행동을 유발하는 요인이 될 수 있다.

③ 오 인

환각과는 달리 실제로 존재하는 것을 실제와는 다르게 인지하는 것을 말한다. 가장 전형적인 예로는 거울에 비친 자신의 모습을 보고서 마치 다른 사람을 대하듯이 행동하거나, 텔레비전에 나온 인물의 영상을 보고서 마치 자신 앞에 실제로 존재하는 사람을 대하는 것처럼 반응하는 것 등을 들 수 있다. 이 밖에도 방에 놓여 있는 베개를 자신의 아기인 것처럼 다루는 행동과 같이 물건에 대한 오인도 나타날 수 있다.

④ 우울증

치매 환자에게 나타나는 우울증은 일반 노인에게서 보이는 것과 같은 형태로 나타날 수 있다. 즉, 잠깐 동안 나타나는 경미한 우울감에서부터 극단적인 허무감, 비관적 사고, 죽음에 대한 집착, 의욕이나 즐거움의 상실, 식욕의 상실 및 체중감소, 초조감, 죄책감, 울음 등을 보이는 주요 우울증까지 다양한 양상으로 나타난다. 환자 자신의 심적 고통과 함께 치료나 재활에 대한 거부적 태도, 식사거부 등의 문제로 이어져 예후에 부정적인 영향을 미칠 수 있다.

초기 치매환자의 경우 자신의 지적능력이 점차 저하되고 있다는 것을 스스로 인식하면서 심리적인 반응으로 우울감을 겪게 되기도 하지만, 치매 자체로 인한 뇌손상이나,

수반되는 신체질환 등 기질적 요인이 원인이 되어 나타나는 경우가 더욱 많다.

⑤ 불안증세

망상과 관련된 걱정, 주변 상황이 파악되지 않는 데 따른 막연한 불안, 특정 대상에 대한 공포반응, 공황발작, 긴장되어 보이는 얼굴 표정이나 몸가짐 등 다양한 양상으로 불안증세가 나타날 수 있다.

⑥ 초조행동

초조행동이란 사회적으로 부적절한 언어(또는 음성) 및 신체 활동을 총칭하는 용어이다. 넓은 의미에서의 초조행동에는 공격적 행동이 포함되나, 공격적 행동을 따로 구분하는 경우도 있다. 언어적 또는 물리적인 공격행동 이외에 초조행동에 속하는 것들로는 명백한 이유 없이 방황하면서 돌아다니는 '배회행동'과, 무의미해 보이는 부적절한 동작의 반복, 안절부절못하면서 왔다갔다하는 행동, 동일한 문장이나 질문, 불평 등을 되풀이하는 것 등의 '반복행동'이 있다.

초조행동들은 여러 가지 선행요인에 의해 유발되거나 악화되는 경향을 보인다. 그 중 대표적인 유발요인이 앞서 언급한 망상, 환청 등 정신병적 증상이며, 그 외에도 신체적 통증, 급성 신체질환, 미숙한 간병 등이 흔히 선행요인으로 작용한다. 또 한 가지 중요한 요인이 간병인의 심한 피로상태이다. 피로상태는 우울증, 졸림, 불안, 화남, 인내력의 상실 등으로 나타나는데 이러한 간병인의 상태가 바로 환자의 초조 및 공격행동의 발생이나 악화에 영향을 주게 된다.

⑦ 성격변화

치매 환자가 성격의 변화를 보이는 경우는 많다. 가장 흔한 경우는 활동이 이전에 비해 위축되고, 소극적·수동적인 자세를 나타내며, 원래 즐겨 하던 취미활동이나 집안 대소사에 대해 무관심, 무감동해지는 등의 변화를 나타내는 것이다. 그 밖에 병에 걸리기 전과는 달리 쉽게 짜증이나 화를 내거나, 이기적인 성격으로 변하기도 한다. 이러한 성격변화는 다른 치매 증상들이 분명해지기 이전부터 나타날 수 있으며, 특히 전두엽성 치매와 같은 경우에는 기억력 감퇴가 두드러지기 훨씬 이전에 심한 성격변화가 나타나게 된다. 따라서, 노인에게서 이러한 성격변화가 두드러지게 나타날 때 치매가 시작되는 것은 아닌지 관심을 가져야 한다.

⑧ 수면의 변화

정상 노인에게도 노화과정의 일부로서 총수면 시간의 감소나 수면 중에 깨는 횟수의 증가 등의 변화가 나타날 수 있으나, 치매 환자에서의 수면 변화는 이보다 훨씬 더 극심한 형태를 띄는 경우가 많다. 치매와 관련된 수면장애로는 심한 불면증 및 이에 수반되어 나타나는 초조행동, 수면주기의 변화, 착란상태 등이 있으며, 이러한 수면장애는 간병인을 지치게 만드는 주요 요인 중의 한가지이다.

⑨ 식욕의 변화

많은 환자들이 치매의 진행과 함께 식욕이나 음식 기호도의 변화를 보인다. 이러한 변화로 인해 영양 상태나 체중의 심각한 변화가 초래되기도 한다.

⑩ 성욕의 변화

드물긴 하지만 일부 환자에서 언어적 혹은 신체적인 성적 표현을 노골적으로 하거나, 다른 사람이 있는 데서 자위행위를 하는 등 과항진된 성적 행동을 나타내는 경우가 있다. 한국치매협회 홈페이지, 월간 〈건강과 생명〉

한나절 동안의 가출

시어머니는 점점 더 먼 과거로 돌아가서 현재를 인식하지 못하고, 하루에도 몇 번씩 집에 가자고 졸랐다. 30여년을 넘게 살아온 집에서 왜 집에 가자고 조르는지, 이북의 고향 집을 말하는 건지 알 수 없었고 특히 자고 깨면 증세가 더욱 심했다. 어느 때는 왜 당신이 다른 방에 와 있느냐며 당신 방에 데려다 달라고 떼를 썼다. 그 때마다 나는 아니라고 소리치다가, 그도 안 되면 시어머니를 모시고 안방으로 갔다가 다시 응접실로 나왔다가 또 아이들 방으로 갔다가, 한참을 그렇게 방마다 들락거리다가 시어머니 방으로 모시고 가서 이제 여기가 방이라고 말해도 보았지만 소용이 없었다. 치매가 깊어져서 병원에서도 치매 치료를 중점으로 다시 약을 썼으나 별다른 효과가 없었다.

따뜻한 봄, 어느 날이었다. 시누이네 아이들이 와서 마당에서 놀고 있었고, 나는 목욕실에서 빨래를 하고 있었다. 불과 10분도 안되는 짧은 시간이었는데, 목욕탕에서 나와 보니 시어머니 방이 텅 비어 있었다.

목욕실이 현관 쪽에 있었으므로 현관으로 나갔다면 내가 보았을 터인데, 감쪽같이 사라진 것이었다. 마당에서 놀던 조카들한테 물으니 할머니가 나일론 끈과 함께 호미를 들고 나가더라고 했다.

그 무렵 치매로 인해 집을 나간 노인들이 집을 찾지 못하고 거리를 헤매다 결국 잘못되는 일들이 많다는 신문기사나 방송을 들었기 때문에 큰일 났구나 싶었다. 아이들을 집밖으로 내보내 할머니를 찾으라 이르고 나는 이쪽으로, 이웃 사람을 불러 저쪽으로, 시어머니를 찾아 다녔지만 허사였다.

파출소로 구청으로 쫓아다녔으나 한 나절이 지나도록 어머니를 찾을 수가 없었다. 가까이 지내던 시어머니 친구들과 교회의 교우들한테 시어머니를 보면 연락을 달라 하고, 동서남북 이리 뛰고 저리 뛰면서 마음속으로는 별별 불안한 생각을 다 했다.

한 교우가 자전거를 타고 인근 동

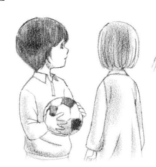

네를 샅샅이 살폈고, 남편은 집에서 가까운 한강으로 간 것은 아닌지 강 둔치를 훑고 다녔다. 물건이라면 한 자리에 있기 때문에 찾는 사람 눈에 쉽게 띄는데 사람은 계속 움직이니 서로가 같은 길을 가도 순간적으로 지나치면 엇갈리고 말 것이었다.

절차를 밟아 가출신고를 하기로 하고 허탈하게 있는데 바로 그 때 시어머니가 아랫 동네에서 아주 자연스럽게 걸어오는 것이 아닌가!

반갑기도 하고 원망스럽기도 하였다. 한나절 동안 얼마나 노심초사 했는지, 솔직이 내 아이라면 한대 쥐어박고 싶은 심정이었다.

달려가서 손을 붙잡고 어디 갔었느냐 물으니 나물 캐러 갔다 온다고 태연하게 말하는 것이었다. 시어머니의 손에는 비닐봉지와 호미, 그리고 나일론 끈이 그대로 들려져 있었다. 우리 집은 마당이 넓어 봄이면 꽃 모종도 하고 씨앗도 심느라 호미가 담장 벽 한 켠에 늘 걸려 있었다.

그제야 한 숨 돌리고 집으로 모셔와 나물 캐러 간 곳이 어디냐고 다시 물으니, 당신 고향 뒷동산에 갔는데 온통 돌로 덮여 있어서 나물이 하나도 없더라고 했다. 시어머니가 말하는 곳은 용산전자상가였다. 용산 청과시장이 가락동 농수산물시장으로 이전하고 그 자리에 전자상가를 조성한 지 얼마 되지 않은 때라 그곳은 정연하게 보도블록이 깔려 있었다. 그러니 시어머니의 눈에는 뒷동산이 돌로 뒤덮혀 있을 수밖에 없을 터였다.

그 후로 다시 그런 일이 있을까봐 더 철저히 시어머니를 감시해야 해서, 가까운 동네슈퍼나 은행이라도 갈라치면 여간 불안하지 않았다. 잠깐 나갈 일이 생기면 마음이 급해서 번개처럼 뛰어다니곤 했는데 지금도 그 때의 습성이 남아 있는지 나는 어디를 가나 늘 마음이 바쁘고 유난히 걸음이 빠르다.

치매 환자의 가출

치매환자는 수발이 필요하다. 보건복지부에 따르면 2005년 말 현재 65세 이상 노인 인구 중 53만 명이 수발을 필요로 하지만 요양시설에 입소해 있는 노인은 6% 수준인 3만5000여 명에 불과하다고 한다. 가정에서 치매환자를 돌보며 산다는 것은 여간 지난한 고통이 아니다. 특히 중증 치매환자를 가정에서 보호하고 있을 때 가족은 극심한 정신적 육체적 고통을 겪는다. 자신의 모든 것을 희생하며 24시간 돌보아 주어야 하기 때문이다.

치매가 된 배우자를 혼자서 돌보아야 하는 늙은 남편이나 아내가 그렇고, 치매 부모를 도맡아서 간호해야 하는 서민 가정의 며느리나 딸들이 그렇다. 늘 곁에서 지키다가도 순간적으로 가출을 하는 경우에 식구들은 물론 주변 사람들까지 환자를 찾기 위해 모든 일상을 놓아야 한다. 때로는 영영 찾지 못하는 경우도 있다.

국정감사의 한 자료에 따르면 매년 고령화 사회로의 진입이 가속화되고 있는 가운데 치매환자 3천여 명이 실종되어 심각한 수준인 것으로 나타났다.

60세 이상 노인 실종자는 2002년부터 2007년 6월 현재까지 총 2만9160명으로 매년 5302명꼴에 달하는 것으로 드러났다.

노인 실종자는 2002년 이후 3년간 증가하다가 2005년부터는 감소하고 있는데, 이는 경찰청이 2005년 이후 치매노인에 대한 통계를 별도로 집계하고 있기 때문인 것으로 분석된다. 특히 보건복지부의 치매노인 추계자료에 따르면, 65세 이상 전체 노인 인구의 8.3%가 치매를 앓고 있는 것으로 예측하고 있다. 2003년 33만 명에서 2006년

38만2000명으로 추정되는데, 따라서 갈수록 집안에서의 수발이 힘들어질 것이며 이로 인한 가출은 더 늘어날 전망이라고 했다.

치매환자에게는 주소와 전화번호가 적힌 팔찌나 메달을 본인이 뺄 수 없도록 신체 일부에 부착하는 것이 필요하다. 또 옷에도 치매를 앓고 있다는 사실과 연락처를 표기해 두는 것이 좋다.

치매환자는 '배회벽(徘徊癖)'이 있다. 간병인들이 가장 힘들어하는 부분이 이 배회벽 때문이다. 이 때문에 치매환자는 아무 말 없이 집을 나가는데, 원인은 여러 가지가 있으나 심리적인 면과 본능적인 면으로 나누어 볼 수 있다. 치매환자가 배회벽을 보이는 시간은 대개 새벽녘이다. 밤새 이 생각, 저 생각을 하다가 날이 밝으면 밖으로 나가는 것이다. 배회나 실종을 막기 위해서는 환자의 심리적 갈등의 원인을 살피고 제거해야 한다. 가벼운 일자리를 제공하거나 체조, 산책 등을 해서 가벼운 피로감을 느끼게 하며 동반외출을 자주 함으로써 움직이고자 하는 환자의 욕구를 충족시켜 주는 것이 좋다.

양기화 저 〈치매, 나도 고칠 수 있다〉

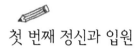

첫 번째 정신과 입원

치매가 점점 심해져서 의사의 권유대로 입원을 하게 되었다. 약을 제대로 쓰려면 병원에서 환자를 지켜보면서 투약의 양을 조절해야 한다는 이유때문이었다. 내 아이들이 평생의 가장 중요한 시기인 중 고등학생이기에 내가 전적으로 시어머니에게 매달리기에는 어려움이 많아서 입원기간 동안에는 간병인을 두기로 했다.

시어머니는 한 달 가량 입원을 하고 있었는데 간병비가 치료비의 두 배였고, 더구나 일요일과 공휴일은 쉬는데도 간병비는 다 계산을 해야 했다.

시어머니는 육식을 좋아해서 병원 음식만으로는 성에 차지 않아 집에서 음식을 만들어 날랐다. 소고기의 내장 중 특히 보양에 좋다는 양을 3-4일에 한 번씩 사다가 푹 고아서 즙을 드시게 했다.

아는 정육점에 특별히 부탁을 해서 질 좋은 것만을 골랐다. 양은 소의 위장 중 한 부위로 끓는 물에 살짝 데쳐서 굵은 소금을 넣고 일일이 손으로 비벼서 까만 껍질을 벗겨야 한다. 손질하는 데 보통 두 세 시간은 족히 걸렸으며, 냄새가 지독해서 온 몸에 밴 누린내가 씻고 또 씻어도 가시지 않았다.

시어머니는 평소에도 몸에 좋다는 음식이면 무엇이든지 마다 않고 잘 드시는 편이어서 양 즙도 보통사람의 경우 두세 번만 먹으면 질린다는데 잘 드시고 소화도 잘 시켰다. 매일 매일 음식을 해 나르는 나를 보고 담당의사와 다른 보호자들이 대단한 정성이라고 칭찬을 했지만, 나는 시어머니의 치매가 낫기만을 간절히 바랄 뿐이었다.

그런데 낮에 병원에 갔다가 저녁시간에 맞춰 집에 오려고 할 때마다 병실 계단을 몇 번씩 오르내리게 하는데는 마음이 좋을 수가 없었다. 입원실이 있는 3층에서 내일 오겠다 인사하고 나와 계단을 내려가기 시작하자마자 할 이야기가 있다면서 불러올리고, 올라갔다가 인사를 하고 내려오려면 또 불러 올리기를 반복했다. 간병인도 처음에는 시어머니가 시키는 대로 나를 부르더니, 나중에는 적당히 따돌리는 요령을 터득해 갔다.

시어머니는 집안 식구 누구에게도 믿음을 갖지 못하고 오직 나에게만 모든 것을 털어놓았는데, 특히 당신 아들인 내 남편에 대한 황당한 비밀이 많았다. 그런 것들을 내게 일일이 설명하느라 한 말 또 하고 하느라 내 걸음을 되돌리곤 했는데, 내가 병실을 떠날 때면 옆 침대 환자들이 오늘은 또 몇 번이나 부를까 내기를 할 정도였다.

하루는 화장품을 가져오라 해서 갖다 드린 후 다음 날 갔을 때 어머니는 완전히 무대배우처럼 짙은 화장을 하고 있었다. 그러고는 갑자기 화장품이 없어졌다며 간병인 아주머니를 의심하는 바람에 며칠 뒤에 화장품을 모두 집으로 가져와야 했다. 자꾸 물건을 훔쳐갔다고 하는 탓에 간병인 아주머니가 기분 나빠서 그만두겠다는 것을 병의 증세이니 이해해 달라 설득하고 애원해서 겨우 눌러앉힐 수 있었다.

병원에 있는 동안은 약 때문인지 편안히 주무시는 편이었다. 집에서처럼 황당한 요구들도 없었고, 다만 물건을 찾거나 간병인 아주머니에게 가져간 물건 내놓으라고 조르는 게 전부인지라 애꿎은 간병인 아주머니가 많이 시달렸다.

병원에 더 이상 있어 봐야 별다른 치료는 없고 입원비만 올라가는지라 한 달 가까이 될 무렵 퇴원을 했다. 시어머니의 증세는 나아지는 기색이 보이지 않는데 감당하기 어려운 간병비를 치르면서 계속 병원에 모실 수는 없었다.

다행히 육체적으로는 아주 건강한 상태였으므로 의사는 환자 체력에 맞는, 잠자는 약을 줄 테니 환자 본인이 안절부절못하며 힘들어 하는 경우와 간호하기 힘들 정도의 증세를 보일 때 소량씩 쓰라 했다. 우울증은 많이 가라앉은 상태지만 치매는 점점 심해질 것이라며, 집에서도 위험을 줄 수 있는 환경은 될 수 있으면 제거하라고 했다.

치매환자의 문제행동 원인

치매환자 문제행동의 환경적 이유는 환경 자극(environmental press)에 대한 대처 능력의 결여로 일어나는 것이 상당 부분 차지하고 있다.

환경 자극이란 치매 환자의 주변 환경이 너무 복잡하든지 또는 너무 소음이 많아 시끄러운 것같이 치매 환자가 견디어 낼 수 있는 한계를 지나친 모든 것을 말한다. 이러한 경우 치매환자는 안절부절하지 못하거나 폭력적으로 흥분하게 된다.

환경 자극은 치매 증상의 악화와 함께 치매환자의 환경 조절 능력이 저하될수록 더 많은 자극 또는 스트레스를 가하게 된다.

실제로 일반적인 주거 환경은 많은 자극의 가능성을 내포하고 있다.

치매환자가 발병 전에는 조작이 가능했던 주방 기구나 욕실의 위생 기기들은 더 이상 조작이 가능하지 않다.

복잡한 환경은 치매환자에게 좌절감만 더하게 되며 이러한 스트레스는 치매환자가 공격적인 행동이나 문제행동을 보이는 이유가 된다.

따라서 간병을 하는 사람은 치매환자의 스트레스 요인을 관찰하여 제거해 주며, 불안한 행동을 보이기 시작하면 흥분 상태로 가지 않도록 안정을 취할 수 있는 방법을 강구해야 한다.

치매환자를 위한 안전하고 편안한 환경의 조성에는 치매환자에 대한 면밀한 관찰을 통하여 이러한 스트레스의 발생 요인과 자극 정도를 이해하는 것이 매우 중요하다.

이러한 스트레스를 줄이기 위해서는 방안에 불필요한 물건을 없애고 치매환자가 복잡한 가전제품 등에 접근하지 못하도록 고안을 한다. 또한 TV나 음악도 신경을 자극하지 않도록 한다.

전기 기구 등 위험 요소의 불인지로 인한 여러 가지 사고에 대하여도 구조적으로 치매환자의 눈에 위험 요소를 은폐시키는 방법을 고려해야 한다.

또한 치매환자의 불결 행위에 대비한 내구적인 건축 내부 마감재의 선택 및 자해 방지를 위한 소프트한 재료의 사용을 고려한다.

※망상의 증상이 있는 환자의 대처방법

1. 환자의 망상이 얼마나 피해를 주는지를 객관적으로 판단해야 한다. 만약 피해가 없다면 그대로 두어도 무방하다.

2. 환자의 망상이 틀리다는 것을 논리적으로 설명하지 말아야 한다. 만약 이상하게 취급하거나 정신병 환자취급을 하지 말고 환자의 감정을 존중해서 망상에서 헤어나도록 도움을 주어야 한다.

3. 환경이 환자의 망상을 부추기지 않도록 해야 한다. 망상이나 환각을 억지로 없애려하지 말고 환자의 감정에 동조하며 자연스럽게 이해해 주도록 해야 한다.

4. 조명을 안전하게 조절해 주어야 한다. 예를 들면 유리창에 비친 햇빛을 눈사태나 홍수로 오인하는 경우도 있기 때문에 안정적인 빛의 조절도 필요하다.

5. 화를 낼만한 상황이나 파괴적인 행동을 하지 않도록 늘 안정된 환경에 중점을 두어야 한다. 보건복지부 홈페이지

물건 찾기와 숨바꼭질

퇴원한 후로 시어머니는 더 건강해 보였으나 하루 종일 물건을 두고 숨바꼭질을 하는 탓에 나는 아무것도 할 수 없었다.

당시 시어머니 명의로 된 예금통장이 몇 개 있었는데 어디다 두었는지 모른다며 집안을 온통 뒤집어 놓곤 했다. 자꾸 잊어버리니까 내가 안전한 곳에 보관하겠다며 적당한 곳에 두고는 다시는 손대지 말라 신신당부를 해도, 내 눈을 피해 감쪽같이 통장을 다른 곳으로 옮기고는 또 없어졌다고 난리를 피웠다.

그런 일이 벌어지면 통장을 찾을 때까지는 집안 전체가 아수라장이었다. 통장을 옷장에 두었다가 카펫 밑에 깔았다가, 가방에 넣었다가 도자기 안에 넣었다가, 번갈아 가며 별별 장소에 놓아도 소용이 없었다. 누가 잠시라도 곁에 없으면 그 짧은 순간에 어떻게 감쪽같이 꺼내어 다른 곳에 감추는지 신기한 일이었다.

통장 소동으로 하루에도 몇 번씩 이불장에서 이불을 내렸다 올리고, 옷장에서 옷을 다 꺼냈다가 다시 걸기를 반복했다. 어쩌다 통장을 찾으면 내가 갖고 있을 테니 다시 찾지 말라 하고 강제로 뺏어 보관하고 있으면 금세 달라고 성화를 했다.

어느 때는 저녁시간을 넘길 때까지 통장을 찾느라 집안이 뒤죽박죽이 되었다. 견딜 수 없이 짜증이 나는 것도 그렇지만 통하지도 않는 약속을 하고 있는 내가 한심스럽게 느껴졌다. 이해할 수 없는 일은 당신 아들한테는 절대로 알리지 말라면서, 그런 정신으로도 아들이 들어오면 시치미를 떼고 가만히 있는 것이었다.

나도 처음에는 어머니가 원하는지라 남편 모르게 시어머니를 감싸다가 시어머니가 정상적인 판단이 불가능하다는 것을 안 뒤에는 대부분 남편한테 사실대로 알렸다. 그러나 남편이 노골적으로 아는 척을 하면 그나마 나한테라도 모든 것을 털어놓는 믿음이 깨질까봐 끝까지 모른 척하도록 했다. 그 때문에 더 힘든 것은 나였다.

하루 이틀도 아니고 눈만 뜨면 어제 둔 통장이 없어졌다고 찾고, 실제로 둔 곳에서 또 없어지기를 수없이 반복하고 있는데, 어느 날 오후 갑자기 집에 들어온 남편이 눈 앞에서 벌어지는 상황을 보고는 기막혀 했다. 나도 지칠 데까지 지쳐서 남편더러 알아서 통장을 관리하든지 어떻

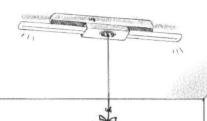

게 좀 해보라고 구원을 요청했다.

그 날 시어머니한테 보고를 하고 남편 손에

통장을 보관하게 되었다. 그러나 곧바로 통장을 봐야 한다고 조르는 바람에 남편도 어찌하는 수 없다 포기하고 있다가, 시어머니에게 통장의 소재를 늘 알리기는 하되 손이 닿지 않는 곳에 놓아둘 수 있는 기발한 착상이 떠올랐다.

당시 우리 집은 일제강점시대에 지어진 옛날 집이라 천장이 매우 높아서 의자를 놓고 올라서야 할 정도였는데 천장에 있는 형광등 스위치 줄에 통장을 실로 묶어 대롱대롱 매달아 놓았다. 그리고 시어머니에게 통장 생각이 날 때마다 천장을 보고 확인하라 했다.

그 일로 매일같이 벌어지던 통장과의 숨바꼭질은 끝이 났다. 누워서 바로 보이는 장소에 있어도 하루에 몇 번씩 확인은 시켜야 했지만, 어머니 손수 내릴 수가 없는지라 다른 곳으로 옮기지는 못했다.

시어머니가 자리에 완전히 누우실 때까지 통장은 그렇게 천장에 대롱대롱 매달려 있었고, 병문안 손님이 오면 재밌다고 웃곤 했다.

문제행동별 대처법 ③

① 자주 가는 장소가 있다

익숙하지 않은 장소에서는 미아가 된다.

갑자기 나가 버린다.

불안 · 흥분하며 나간다.

걸음은 상당히 빠른 경우도 있다.

⇒ 현관에 외출금지라는 글을 써놓는다.

문에 센서를 부착시킨다.

집의 넓은 공간에 잠금장치를 한다.

시간을 정하여 산책한다.

한 바퀴 돌고 집으로 유도한다.

이웃에 미리 알려 협조를 구한다.

② 반복하여 같은 질문을 하는 경우

기억력 감퇴는 치매의 전형적인 증상이며, 이로 인해 환자가 불안해질 수 있다. 이 때 벌써 잊어버렸냐고 화를 내지 말고 몇 번이라도 느긋하게 대답해 주는 것이 좋으며, 기억력 감퇴로 인해 불안해지지 않도록 배려해 주는 것이 필요하다.

③ 쉬운 말을 해도 이해하지 못하는 경우

치매환자는 증상이 진행되면 언어장애가 수반되어 물건 이름을 대기가 어렵고, 대화내용을 이해하지 못하며, 자신의 의사를 말로 표현하지 못할 수 있다. 그렇다고 대화를 하지 않으면 언어장애가 더욱 심해질 수 있으므로 포기하지 말고 천천히 반복해서 이야기해 주거나, 손짓이나 몸짓 등을 이용해 환자의 이해를 증가시키도록 돕는 것이 필요하다.

④ 한밤중에 큰소리로 불필요한 이야기를 하는 경우

치매환자는 초조증상을 수반하는 경우가 많으며 낮보다는 밤에 많이 나타난다. 한밤중이라며 호통을 치고 무시하기보다는 불안 또는 몸이 불편해서 그러는 경우가 많으므로 안심시켜 주고 불편함이 없는지 잘 살피는 것이 중요하다. 월간 〈건강과 치매〉

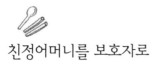

친정어머니를 보호자로

시어머니는 식사도 잘하고 육체적인 건강은 나쁘지 않은 편이어서 다행이었지만 잠시도 혼자 있게 할 수 없는 건 다른 치매환자나 마찬가지였다. 무조건 밖으로 나가려 하는데 일일이 따라 나설 수도 없고, 특히 장보기나 은행 일로 내가 볼일이 생기면 난감했다. 가스나 손이 닿는 전기 콘센트 등 모든 것이 불안해서 잠깐 외출했다가 돌아올 때 우리집 쪽에서 구급차 소리라도 나면 우리집에서 불이 난 것 같아 허겁지겁 뛰어오기 일쑤였다.

이 모든 일을 도저히 혼자 감당할 수가 없어 친정어머니에게 도움을 청했다. 시어머니는 1925년 생으로 그 때 당시 예순여섯 살이었고, 내 친정어머니는 1910년 생 여든 한 살로 시어머니보다 15년이나 위였다.

내가 결혼할 당시에 시어머니는 너무나 당당했고, 반면 나이는 많았어도 딸 가진 죄인이라 사돈을 어려워하던 친정어머니였는데 막상 시어머니가 환자가 되니 딸인 나를 조금이라도 돕고자 선뜻 응낙하고 애써

주셨다. 몸이 원래 자유롭지 못해서 큰 도움
은 되지 못했으나 시어머니 혼자 계신 것보
다는 훨씬 마음이 놓였다.

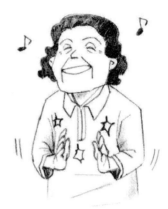

시어머니가 엉뚱한 일로 조르기 시작하면
친정어머니는 애기 다루듯, '사돈! 우리 노
래나 하고 놉시다' 하면서, 예전에 힘들게
살면서 애환을 달래던 솜씨로 '석탄 백탄 타
는데, 연기도 김도 잘 나는데, 이내 가슴 타는 데는
연기도 김도 아니 난다' 등의 노랫 가락을 흥얼거리곤 했다. 언제 그런
노래를 불렀는지 내겐 기억이 없지만 친정어머니의 레퍼토리는 여남은
곡은 족히 되었다. 그 뒤로 시어머니는 매일같이 노래를 불러달라고 친
정어머니를 졸라댔다.

내가 보기에 시어머니 성격이 주로 받는 편에 속한다면, 친정어머니는
대체로 주는 편에 속한다. 시어머니의 우울한 성격과 대조적으로, 천성
적으로 낙천적 사고를 가진 친정어머니는 어려운 환경에서도 늘 밝게
살아왔다. 사돈 앞에서 옛말로 창가를 뽑으며 흉보지 말라고 웃을 때는
수줍은 소녀 같았고, 그런 시간이면 시어머니도 정상인으로 돌아와 두

노인네가 있는 안방에서는 웃음소리가 새어나왔다.

그러나 그것도 한두 번이지 계속 노래를 해 달라고 조르니 친정어머니는 때로 목이 아파 못하겠다고 하면서 사돈 노래도 듣고 싶다 권했지만 시어머니는 하지 않았다. 웃음이 없는 편인데다 더구나 노래는, 평소에도 하는 모습을 본 적이 한 번도 없었다.

내 친정어머니는 일자무식으로 두메산골에 묻혀 살던 전형적인 시골 노인이다. 벽촌에서 태어나 다섯 살이 되던 해 친모를 잃었고, 위로 오빠 한 분을 두었으며 외할아버지가 재혼을 해 계모 밑에서 자랐다. 게다가 건강이 좋지 않아 젊을 때부터 왼쪽 손발이 자유롭지 못했다.

아버지가 일찍 돌아가셨기 때문에 찢어지게 가난하게 살면서 늦게 둔 자식—나와 오빠를 힘들게 키웠다.

환경으로 보면 친정어머니는 계모 밑에서 자란 것만으로도 충분히 불행했다. 몸이 온전치 않으니 정신적으로나 육체적으로 얼마든지 세상을 비관할 만했지만 자라면서 지켜본 친정어머니는 마음이 부자인 사람이었다.

어렸을 때 우리집은, 비록 가난한 살림이었어도 이웃의 발길이 끊이지 않았다. 먹을거리라야 산밭을 일구어 캐낸 고구마나, 면사무소에서 배급을 타는 밀가루 음식이 전부였지만, 하찮은 것이라도 이웃과 나누어 먹었다.

그러나 나는 자랄 때는 물론 시집 올 무렵까지 내 친정어머니를 부끄러운 존재로 여겼고, 어머니가 치부가 되는 것 같아 몹시 싫었다.

어릴 때부터 나는 친정어머니의 헤픈 웃음을 유독 싫어했다. 아랫사람을 만나도 위엄 없이 늘 웃음으로 대하는 어머니의 태도는 약자가 험난한 세상을 살아나가는 초라한 처세의 몸짓 같은 느낌이 들었기 때문이었다.

그런 내 모습을 보고 가끔 이웃아주머니들은 어린것이 당차다고 하기도 했다. 가난과 불구로 인해 친정어머니가 남들에게 무시당할지도 모른다는 강박관념이 어린 나이에 작용한 때문이었으리라.

반면 시어머니는 웃음이 별로 없는 편이다. 사물이나 사람을 대할 때 긍정적이기보다는 부정적인 시각으로 바라보고 판단하는 일이 많아 함께 있는 자리가 부담스러울 때가 종종 있었다. 40여년을 넘게 열심히 신앙생활을 한 분이라 성경구절 외우는 일이나 계산능력은 뛰어난 편이었다. 다만 일상에서 일어나는 일들의 진위를 그대로 보지 못하고 왜곡하고 불신했기 때문에 옆에서 일거수일투족을 함께 하는 나는 물론,

시아버님이나 그 외 식구들과 즐거운 시간을 갖기란 여간 어려운 일이 아니었다.

시어머니는 어릴 때도 유복하게 자랐고 남편이 사회에서 인정받을 만한 위치에 있었기에 언제나 당당했다. 그러나 웃음이 없는 편이어서 즐겁게 살기보다는 늘 현실에 불만스러워 했다. 객관적으로 평하자면 시어머니는 가난하지도 않았고 육체적으로 건강했으며 든든한 남편이 받쳐 주는, 쉽게 말해 삶을 유지하는 데 모자람이 없는, 모두가 부러워하는 환경을 누린 셈이었다.

두 분의 삶을 비교하면서, 남에게 작은 것이라도 나누어 주려는 사람은 늘 넉넉한 기쁨을 맛보는 반면, 받으려고만 하는 사람은 항상 부족함에 불만을 느낀다는 사실을 절감했다. 친정어머니는 자식에게 아무것도 해줄 수 없는 환경을 늘 안타까워했고, 시어머니는 자식이나 주변으로부터 항상 무언가를 받기를 원하는 삶이었다.

그 때부터 나는 막연하게나마 삶의 철학 같은 것을 생각하게 되었다. 놀 때는 신나게 놀고 고민할 때는 고민하고, 될 수 있으면 즐겁게 사는 것이 바람직한 삶이며 치매나 우울증을 예방할 수 있는 길이 아닐까 싶었다. 많이 누리고도 더 요구하는 삶은 갈증의 연속일 뿐 아니라 언제까지든 만족이 없다는 사실을 알았기 때문이었다.

친정어머니는 그런 낙천적인 성격으로 아흔 여섯 해를 사는 동안 당신의 처지나 신체적 결함을 빌미로 누구를 원망하거나 괴로워하는 일이 없었다. 처해 있는 환경 그대로를 받아들이며 그 상황에서 최선을 다하려고 노력했던 분이었다. 복이 많아져서인지 노년에는 올케언니의 지극한 보살핌을 받으며 사셨지만 평생을 불편한 몸으로 자유롭지 못했던 것이 못내 안타까울 뿐이다. 그리운 어머니⋯

치매예방을위한일반적생활태도

공인된 것은 아니지만 일반적으로 치매 예방에 도움이 되는 것으로 알려지고 있는 생활 태도로는 다음과 같은 것들이 있다.

① 노년이 되어서는 환경이나 생활방식을 급격하게 바꾸지 않는 것이 좋다

　우리 각자가 가지고 있는 습관이나 행동 양식은 주어진 환경에 적응하면서 오랜 시간을 거쳐서 이루어진 것인데 이러한 패턴이 하루아침에 깨지면 새로운 환경에 적응하기 위해 뇌의 활동이 크게 증가한다. 이렇게 되면 뇌 속에 혼란이 일어나고 경우에 따라서는 혼란이 회복되지 못하고 치매 증상으로 발전하게 된다.

② 조건이 허락한다면 직업이나 부업, 취미활동 등을 계속 갖는 것이 좋다

　젊은 사람처럼 호기심을 갖고 공부를 하는 태도를 갖는 것은 좋다. 특히 자기가 흥미를 가지고 있는 일을 오래 할수록 뇌 활동에 자극을 주어 치매 예방에 도움이 될 수 있다. 그러나 머리는 쓰되 스트레스를 받을 정도여서는 곤란하다. 과도하게 신경을 써서 매달리게 되면 심리적으로 불안정해지고 스트레스가 많아져서 결과적으로 뇌에 부담을 주게 된다.

③ 의식주는 되도록 독립심을 갖고 자신이 처리하도록 하는 것이 좋다

　한 역학조사의 결과에 따르면 식사, 빨래, 쇼핑 등을 모두 자기 스스로 하는 노인에게서, 남에게 의존하고 있는 노인 또는 양로원에 수용된 노인보다 치매의 발생이나 진행이 유의하게 늦게 일어난다고 한다.

④ 머리에 대한 외상을 피하도록 하라

노년기에 접어들어 권투나 축구와 같이 머리를 다칠 위험이 있는 과격한 운동을 하지는 않겠지만, 젊었을 때부터 되도록 이러한 과격한 운동은 피하는 것이 좋고, 자동차를 탈 때도 안전벨트를 반드시 매도록 하여 두부 손상을 피하는 것이 결국 치매 예방에도 도움이 된다.

⑤ 가능한 한 기쁜 마음으로 즐겁게 살도록 하라

우울증이나 심적인 스트레스 후에 치매가 발병하는 경우를 임상에서 흔히 경험하게 되며, 여러 연구에서도 이를 뒷받침하는 결과가 많다. 젊었을 때의 우울증이 노년기의 치매와 관련이 있다는 연구 결과도 있으므로 가급적 기쁜 마음으로 살고 우울증에 걸린 경우라면 빨리 정신과 의사의 도움을 받는 것이 좋다.

⑥ 노년기에 생긴 경우라면 건망증이라고 무조건 무시하지 마라

초기 알츠하이머병과 건망증은 사실 구분이 쉽지 않다. 기억력 감퇴가 있을 때 무조건 건망증으로 치부하지 말고 빨리 전문적인 클리닉에서 조기검진을 받는 것이 좋다. 시기를 놓치면 치료나 회복이 가능한 치매도 그 치료가 어려워진다.

병의 경과를 2년만 지연시킨다고 하더라도 약 50년 뒤에는 1/3의 환자가 줄게 되며 단 6개월만 지연시킨다고 해도 20년 후에는 약 백만 명에 달하는 환자를 줄일 수 있다는 예측이 가능하다. 이러한 유병률 감소는 미국의 한 환자 당 연간 비용이 4만 달러 정도임을 감안하면 막대한 사회적 비용 감소를 의미한다. 외신기사

두 번째 가출

친정어머니가 집으로 돌아가고 다시 혼자가 된 시어머니와의 버거운 생활이 이어지고 있었다. 힘들게 어머니를 모시는 것때문에 남편이 내게 미안한 마음을 갖고 있는 건 알고 있었으나 그래도, 작은 일에도 '내가 지금 이렇게 힘든데 몰라주나' 싶어 서운한 마음이 들곤 하던 때였다. 남편은 남편대로 자격지심에 아무 것도 아닌 것에 날카로운 반응을 보일 때가 잦아졌다. 가뜩이나 신경이 곤두서 있는데다 남편의 불같은 성격으로, 순간적으로 말실수라도 하면 그것이 발단이 되어 괜한 부부싸움으로 번지곤 했다.

그 날도 부부싸움으로 밤을 편치 않게 보냈는데, 다음날 시어머니가 많이 우울해 한다는 것을 알았다. 아마도 우리 부부가 싸운 것을 알았는지, 나를 대하는 태도가 전 같지 않았다. 시어머니는 치매가 시작되기 전에도 과격한 아들 성격 맞추느라 힘들어 하는 내게 많이 미안해 하곤 했다.

그 날은 마치 정상이었을 때처럼 나를 위로하고 걱정해 주어서 내심 안심하고 있었는데, 오후에 잠깐 사이 시어머니가 집을 나가고 말았다. 급히 남편한테 연락을 한 다음 파출소에 가서 입은 옷을 상세히 설명하여 신고를 하고, 시누이 내외와 시동생 부부에게도 알려 사방팔방으로 저마다 찾아 나섰다.

날이 저물도록 시어머니는 돌아오지 않았다. 동네는 물론 한강변, 공원 등을 샅샅이 살피고, 평소에 기차 타고 금강산에 간다는 말을 자주 했기에 서울역에도 가 보았다. 밤에는 혹 교통사고를 당해서 병원에 있을지도 몰라 시내 병원의 응급실은 물론 행려병자들이 사고를 당하면 가게 되는 보라매병원 응급실과, 영안실까지 찾아보았지만 허사였다.

뜬눈으로 밤을 새우고 이튿날 아이들을 학교에 보내기 위해 도시락을 준비하고 있는데 동네 세탁소 아저씨가 우리 집 대문을 황급하게 두드렸다. 가까이 사는 이웃이 일찍 출근을 하다가 기차선로 옆에 시어머니와 비슷한 할머니가 쓰러져 있는 것을 봤다는 연락을 해왔다고 했다. 나는 딸에게 대충 챙겨서 학교에 가라 이르고 그 길로 남편과 함께 달려갔다. 시어머니는 건널목 선로 옆에 앉아서 머리에서 흥건하게 흘러내리는 피를 손바닥으로 훑어내고 있었다.

우리 동네에는 용산에서 수색까지 운행하는 기차가 통과하는 건널목이 있다. 신호차단기가 설치되어 있어 기차가 지날 때는 땡땡땡 신호가 울렸고, 역무원이 상주하며 신호를 관리했다. 주로 수색에서 석탄을 실어나르는 화차가 다니고 가끔은 용산역에서 차선을 바꾸려 후진하는 기차도 있었다.

바로 그 건널목에서 시어머니는 머리에 상처를 입은 것이었다. 사고를 당하기 불과 10여분 전 용산역에서 수색으로 가는 화차가 신호대기로 천천히 후진을 하고 있었고, 건널목 한 쪽에 있는 역무원은 화차가 시야를 가려 반대쪽을 볼 수 없는 상황에서 시어머니는 천천히 후진하는 화차에 올라타려다 넘어져 선로에 머리를 부딪친 것이었다.

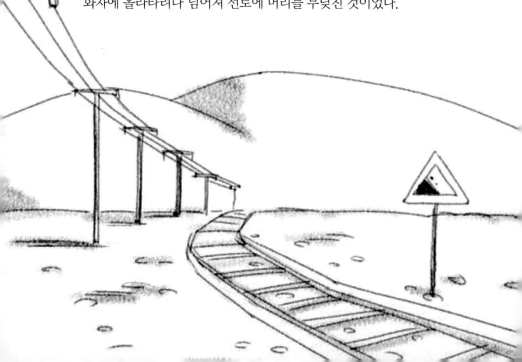

느리게 후진하는 기차였기에 상처가 그 정도였지, 정상적으로 달리는 기차에 부딪쳤다면 사람의 흔적도 찾을 수 없었을 거라 했다.

상처를 압박하여 지혈을 시키고 가까운 여의도 성모병원 응급실로 갔다. 병원 응급실에 도착하자마자 상처를 씻어내고 봉합을 했는데, 정수리에서부터 눈 위까지 찢어진 상처는 무려 열 세 바늘이나 꿰맬 정도로 컸다. 다행히 상처가 깊지는 않아 뇌를 다치지 않은 것만 해도 천만다행이었다.

사고 지점의 역무원은 경찰 조사를 받고 근무 소홀로 구속되었다가 나중에 우리가 시어머니 병세를 증명해서 풀려나게 해 주었다. 반대편을 볼 수 없는 상황에서 일어난 불가항력의 사고였기 때문에 역무원도 어쩔 수 없는 일이었기 때문이다.

시어머니에게 왜 거기에 갔었느냐 물으니 금강산 가는 기차를 타려다가 미끄러졌다고 했다. 금강산에는 왜 가려 했느냐는 물음에는 그냥 속이 상해서, 라고 얼버무렸다. 그 전날 우리 부부가 다투는 것을 보고 마음이 상했던 것은 분명했다. 일을 당한 시어머니가 원망스러우면서도 우리 부부때문에 일이 그렇게까지 발전되었다는 자책감이 앞섰다.

상처 때문에 시어머니는 다시 얼마 동안 입원을 해야했다. 아예 이번 기회에 이전에 다니던 병원에서 정신과 진료기록을 모두 가져와 집에서 가까운 성모병원으로 옮겨 버렸다. 옮긴 병원에서는 전문 정신병동이 있어서 보호자라도 정해진 시간에만 면회가 허락되고 간병인을 두지 않아도 되었다. 소지품도 세면도구 정도의 아주 간단한 것만 허락되었다.

아침에 아이들 등교시키고 병원으로 달려가면 시어머니는 또 물건이 없어졌다며 옆 침대의 환자와 실랑이를 벌이고 있곤 했다. 시어머니보다 훨씬 젊은 우울증 환자인 옆 침대 사람은 시어머니가 어느 날은 비누를, 또 어느 날은 칫솔을 가져갔다고 하는 바람에 너무 억울하다고 하소연했다.

시어머니는 간단한 물리치료와 상처를 소독하는 정도의 치료만 받을 뿐 별다른 처치는 없었다. 정신과에서도 외과와 병행해서 회진을 돌았지만 이미 아는 병세라 특별한 변화가 없었고, 안정제를 썼는지 낮에는 주로 잠만 잤다.

그러던 어느 날이었다. 아침에 병원에 가니 시어머니는 침대 시트 밑의 두툼한 종이봉투를 움켜잡고 안절부절못하고 있다가 내가 오기만을 기다렸다며 반색을 했다. 종이봉투에는 만 원권으로 된 상당량의 지폐가 들어 있었다. 어느 교우가 빌려갔던 돈을 전날 밤에 가져왔는데 밤새 불안해서 화장실도 못 갔다는 것이었다.

시어머니가 밤새 얼마나 노심초사했을지 상상해 보니 기가 막혔다. 보호자한테 연락도 안 하고 정신이 온전치 못한 사람의 입원실로 현금을 갖다 주는 교우의 자질이 의심스러웠고, 모든 것을 비밀로 하다 보니 그런 경우를 당하는 시어머니도 한심했다.

집으로 돌아와서 그 교우한테 전화를 했다. 정신이 온전치 못한 환자에게 돈을 돌려주려면 간단하게 수표를 끊든지 해야지 그렇게 무책임한 경우가 어디 있느냐고 따져 물었다. 그랬더니 상대방은 시어머니가 꼭 현찰로 갖다 달라고 부탁을 했다기에, 보호자인 나한테라도 연락을 해 줘야지 알 만한 분들이 그렇게 처신하면 어쩌냐고 질책을 하면서도 사실은 그들도 어쩔 수 없었을 것으로 짐작이 되었다.

시어머니는 돈에 대한 애착이 무척 강했다. 이 세상에 돈에 애착없는 사람은 없겠지만, 시어머니는 유난한 편이었다. 여유 있는 환경이면서도 변변한 옷 하나 못 해입고 번듯한 식당에서 식사 한 끼 하는 것도 아까워서, 보통 이상의 구두쇠 소리를 들었다. 특히 아들을 병적으로 의심해서 당신이 가진 돈 액수를 아들이 알까봐 전전긍긍했다. 자식들한테 기분 좋게 한 번 베풀지도 못했고, 자식이 알면 다 뺏는다고 이웃 사람들한테 통장을 맡기는 등, 당신 스스로가 자식을 불효자로 만들곤 했다. 나한테는 다 얘기한다고 하면서도 돈 문제만은 예외였다. 돈을 돈답게 쓰지 못하고 돈의 노예가 되어 안절부절못하다가 흐지부지 세상을 떠나신 걸 생각하면 지금도 가슴이 아프다.

상처가 완전히 아물자 실밥을 뽑고 퇴원했다. 그 때는 조금 반짝하듯 치매증상이 조금은 호전된 것 같았다. 그 무렵 같은 교회에 다니는 장로라는 사람이 나를 찾아왔다. 시어머니가 그 장로한테 통장과 현금 얼마를 맡겼는데 자기 생각에는 가족 간의 불신을 조장하는 것 같아 마음이 편치 않아 돌려주러 왔다고 했다.

시어머니가 그 사람에게 말하기를 며느리는 믿는데 아들이 닦달하면 며느리가 아들에게 사실대로 말할 것이고 그렇게 되면 아들이 돈을 다 빼앗고 자기를 내 쫓을까봐 며느리에게도 못 맡기겠다고 했단다. 시어머니는 시어머니대로 돈때문에 불안해 했고, 남편은 남편대로 시어머니로 인해 주위에 불효자로 낙인 찍히는 이런 일이 언제까지 반복될 것인지… 더 이상 방치하면 안 되겠다는 판단이 들었다. 무엇보다도 남편이 받는 오해의 소지를 하루빨리 없애야 될 것 같았다.

시어머니는 당신 재산 중 얼마를 하느님께 기증하기로 예전부터 약속을 했다며, 그 약속을 지키고 싶다고 내게 말한 적이 있었다. 그런데 아들이 알면 그런 곳에 돈을 쓴다고 당신을 쫓아낼 것이 분명하니 비밀로 해야 된다면서 실행을 못하고 있었던 것이다. 특히 교우들이 문병을 오면 교우들한테 아들 때문에 그 일을 못한다고 하소연을 하곤 했다. 나는 옆에서 지켜보면서 내 남편이 불효자로 보여질 수 있다는 것이 자꾸 마음에 걸렸다.

나는 그 기회를 적절히 이용해 시어머니의 아들에 대한 불신도 줄이고, 남편의 불명예도 벗길 수 있는 방법을 찾기로 했다. 교회 장로를 만나 현재의 사정을 충분히 설명하고, 만약에 하느님이 계시다면 가족 몰래 쉬쉬하며 내놓는 기부금을 달갑게 받지 않을 것이며, 아들과 함께 합의하에 즐겁게 낸다면 축복이 있을 거라고 시어머니를 설득하게 했다.

시어머니는, 처음에는 아들이 절대 알면 안 된다고 펄쩍 뛰었지만 계속된 내 설득을 받아들였다. 남편한테는 시어머니 평생 소원인 모피 옷 한 벌 해입었다 생각하고 모른 척 하면 좋겠으니 어머니를 직접 모시고 가서 목표한 액수를 기분 좋게 기부하도록 종용했다.

드디어 교회에 가기로 한 날 남편은 시어머니를 모시고 여러 장로들 앞에서, 시어머니가 오래 벼르던 일을 할 수 있게 도왔다. 그로써 어머니가 만들어 놓은 불효자 아들은 오명을 벗게 되었고 시어머니 자신도 늘 불안해 하던 속앓이가 조금은 줄어들었다.

그 때 당시는 그 일만 해결하면 걱정거리가 없을 것 같았는데 연이어 엉뚱한 일들이 금세 꼬리를 물고 기다리고 있었다. 엉뚱한 세상에 사는 듯 가끔 며느리인 나를 자매님이라 부르기도 하고, 집에 데려다 달라고 조르는 증상이 서서히 고개를 들기 시작했다.

문제행동별 대처법 ④

※환경에 대한 세심한 배려와 사고 방지

① 노인의 방과 그 주변

판단력이나 추리력 그리고 상식이 저하되어 있는 치매성 노인이 생활하기 위한 주위 환경은 위생적이어야 하며 안전성이 가장 중요하다. 이러한 의미에서 2층보다 1층이 적합하다. 그리고 가족들이 잘 관찰할 수 있는 범위 내에 위치하고 있는 것이 이상적이다. 환경의 변화에 적응하기 힘든 치매성 노인의 방에는 노인이 늘 즐겨 사용해 오던 옷장이나 책상 등 가구를 그대로 놓아두어 예전 생활을 누릴 수 있도록 배려한다. 노인이 넘어지는 사고가 일어나지 않도록 복도나 계단은 미끄럽지 않게 한다. 카페트 모서리는 발에 걸리지 않게 테이프를 붙여 놓도록 하며, 방과 마루 사이에 틈이 없도록 배려한다. 현관 매트나 슬리퍼는 노인이 걸려 넘어지는 원인이 되기도 한다. 집에서 위험하다고 생각되는 것, 예를 들면 약, 소독약, 세제 등은 노인의 눈에 띄지 않는 곳에 정리해 두도록 한다. 그리고 노인의 습관이기도 하지만 가스밸브를 돌린다든지, 밤에 자기 전 담배 피우는 것 등은 위험하므로 가족 모두가 주의하여 사고가 일어나지 않도록 한다.

② 화장실

화장실은 노인의 방에서 가까운 것이 이상적이다. 그러나 화장실이 떨어져 있어도 자신이 늘 있는 집이라면 혼자서도 갈 수가 있다. 밤에 갑자기 잠이 깨면 화장실이 있는 장소를 모를 때가 있다. 이런 상황은 주위가 캄캄할 때 일어나는 것이므로 화장실의 전등은 밤에도 켜 놓도록 하고, 노인의 눈높이에 '화장실'이라고 표시해 두는 것도 좋은 방법이다. 또한 화장실에 들어가서 문을 잠그기도 하는데 나올 때에는 잠긴 문을 여는 방법을 몰라서 나올 수 없게 되기도 한다. 그러므로 밖에서 열 수 있는 것으로 바꾸는 것이 편리하다. 또한 편 마비 환자의 경우에는 양식변기가 적당하다. 그리고 벽에 손잡이를 해 놓으면 간호자가 노인을 도와주는 데 편리하다.

③ 욕 실

치매성 노인이 기분 좋게 목욕하기 위해서는 욕조를 현대식으로 바꾸지 않는 것이 좋다. 바닥은 문턱과의 차이를 없애고 미끄러지지 않도록 주의한다. 또한 노인의 손이 닿는 곳에 여러 가지 물건을 놓지 않도록 주의한다. 치매성 노인 중에는 비누를 먹기도 하고 샴푸를 마시기도 하는 사람이 있기 때문이다.

④ 냉난방 · 온도 · 습도 · 환기

나이가 들게 되면 체온 조절능력이 감퇴되어 가기 때문에 실내의 온도를 적절히 조절하는 것이 중요하다. 치매성 노인은 기온의 변화에 따라 자신이 알맞게 옷을 입고 벗지를 못한다. 추운 겨울에 얇게 입는다든지 무더운 여름에 옷을 여러 겹 끼어 입기도 한다. 그러므로 간호자는 기온에 맞도록 의복을 조절하고 실내의 기온에도 주의를 기울이도록 한다.

난방기구의 종류에 따라 사고가 발생하기 쉬우므로 위생적이고 안전성이 높은 기구를 사용하도록 한다. 전기장판 등은 노인의 활동성을 저하시키게 된다. 또한 전기코드나 담요 등의 모서리에 걸려 넘어지지 않도록 주의한다. 실내공기를 자주 환기시켜 주어야 하는데, 여름철에는 특히 통풍을 잘 시키도록 한다. 집이 밀집된 지역에서는 냉방이 필요하겠지만 실내의 온도를 너무 낮게 하지 않도록 한다.

⑤ 실외환경

집주변에 위험한 물건이 방치되어 있지 않은가 주의하도록 한다. 쓰레기통에서 물건을 주워다가 방에 감춰 놓거나 쓰레기통에 소변을 보기도 하므로 쓰레기통 뚜껑은 덮어 둔다. 또한 돌멩이나 자갈 등은 걸려 넘어지는 원인이 되기도 하므로 집 주위를 살펴보고 가족들과 상의해서 사고가 일어나지 않도록 미리 치운다.

한국치매협회 홈페이지, 네이버 지식백과

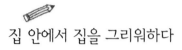

집 안에서 집을 그리워하다

치매가 시작된 지 3년이 지난 봄, 겨울 동안 신체적으로 움츠린 탓인지 어머니 걸음걸이가 정상과 달랐다. 어디를 모시고 가려면 다리보다 머리와 가슴이 먼저 앞으로 나가 넘어지고, 아무리 천천히 가라고 뒤에서 잡아끌어도 윗몸이 앞으로 숙여졌다.

그리고 당신 집이 아니라며 제발 우리 집으로 데려다 달라고 애원하는 증상이 다시 발생했다. 견디기 힘들 정도로 조르면 마당으로 나가 지금 집에 가고 있다고 말하면 잠잠해졌다. 빨랫줄에서 하얀 빨래가 바람에 흔들거리면 사람으로 착각하여 '아저씨 동대문 가는 버스 여기서 타요?' 하면서 차를 태워달라고 조르는 때도 있었다. 내가 이게 어디 사람이냐고 손으로 빨래를 만져 보게 해도 소용없었다.

그러다가 생각해 낸 것이 정원에 있던 흔들의자를 가져와 앉히고 '지금 버스 탔어요.' 하고는 흔들다가 한참이 지난 후에 '이제 다 왔어요. 내려요.' 하면 정말 그런 줄 알았다. 그렇게 웃지 못할 연출을 하며 하루

하루가 지났다.

시어머니 친구들이 문병차 와서는, 당신은 얼마나 복이 많은 사람이냐, 요즘 세상에 이런 며느리가 어디 있느냐며 나를 칭찬하면 시어머니도 '그래 나는 복이 많아.' 맞장구 치면서 정상으로 돌아온 것 같다가도 '밥 하는 아주마이?' 하고 부르곤 해서 나를 어이없게 했다.

한 가지 느낀 것은 집에 다른 사람이 오면 긴장을 해서인지 그런 때는 아주 정상인처럼 행동한다는 점이었다. 손님들이 가고 다시 편안해지면 언제 그랬느냐는 듯이 엉뚱한 소리를 하곤 했다.

내가 더 곤란한 경우는 시누이나 시동생, 그리고 동서가 왔을 때는 아무렇지도 않게 안부도 묻고 이상이 없어 보여, 내가 지나온 증상을 얘기하면 자기들 보기는 그렇지 않은 것 같다며 이상히 여겨 여간 속상하지 않았다.

잠에서 깨어나면 집에 데려다 달라고 무작정 졸랐는데 그 때마다 의자에 앉히고 지금 버스 타고 집에 가는 중입니다, 하면서 순간을 벗어나곤 했다. 의자에서 일어나 방으로 모셔 오려 하면 내 집에 가야 한다고 막무가내로 버티는 날도 있었다. 그럴 때면 담 밖으로 머리를 내 놓고 '아저씨! 우리 집 좀 가르쳐 주세요' 하고 소리쳐 지나가던 어떤 사람은 정말인줄 알고 '집이 어딘데요?' 하고 묻기도 했다. 시어머니를 아는 사람들은 '할머니! 거기가 할머니 집예요.' 하면 '에이 아저씨도 모르누만,' 하고는 다시 조르곤 했다.

어느 날은 집안에서 창문을 두드리며 집에 데려다 달라고 조르는데 나도 지쳐서 말리지 않고 있었더니, 앞집 사는 사람이 시어머니 혼자 갇혀 무슨 일이 일어난 줄 알았다며 대문을 두드리는 일도 있었다.

시어머니 마음속의 집은 대체 어디길래 저토록 집에 데려다 달라고 조를까 생각하며 그럴 때마다 마당으로 나가 넘어지지 않게 보살피며 왔다갔다 하다가 들어왔는데, 어느 때의 어머니는 방향감각을 완전히 잃는 듯 했다.

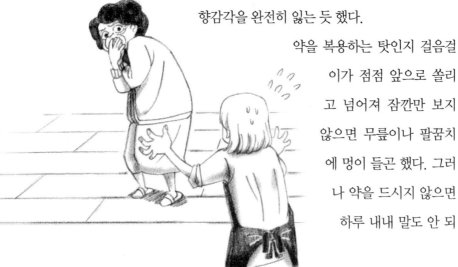

약을 복용하는 탓인지 걸음걸이가 점점 앞으로 쏠리고 넘어져 잠깐만 보지 않으면 무릎이나 팔꿈치에 멍이 들곤 했다. 그러나 약을 드시지 않으면 하루 내내 말도 안 되

는 것들을 졸라서 견딜 수가 없었고, 의사도 보호자가 견뎌야 하니 소량의 약은 계속 써야 한다고 했다.

그러나 어떤 날은 약을 드시고도 잠을 자지 않아 온종일 둘이 씨름을 해야 했다. 조르다가 당신 뜻대로 되지 않으면 아무 물건이나 손에 닿는 대로 부여잡고 떼를 써 내 힘으로 감당하기가 여간 벅차지 않았다. 시어머니는 팔 힘이 대단히 셌다. 그러기에 젊었을 때 그네뛰기에서 일등도 맡아놓고 했구나 싶었다.

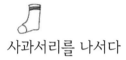

사과서리를 나서다

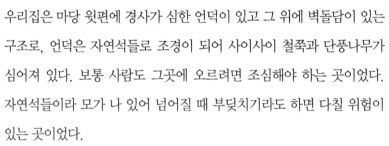

같은 해 오월쯤이었을 것이다.
아침부터 비가 부슬부슬
내리고 있었는데 잠깐
방심한 사이 어머니가 맨발로
앞뜰 언덕을 기어오르고 있었다.

우리집은 마당 윗편에 경사가 심한 언덕이 있고 그 위에 벽돌담이 있는
구조로, 언덕은 자연석들로 조경이 되어 사이사이 철쭉과 단풍나무가
심어져 있다. 보통 사람도 그곳에 오르려면 조심해야 하는 곳이었다.
자연석들이라 모가 나 있어 넘어질 때 부딪치기라도 하면 다칠 위험이
있는 곳이었다.

그런데 시어머니가 신발은 물론 양말도 신지 않은 맨발로 거기를 기어
오르고 있지 않은가. 갑자기 부르면 돌아보다 넘어질까 봐 살금살금 달
려가 뒤에서 덥석 껴안았다. 어머니는 나뭇가지를 움켜잡고 버둥거렸

다. 얼마나 손힘이 억센지 당할 수가 없었다. 그 순간만큼은 시어머니가 아니라 말썽꾸러기 아이나 다름없었다. 남편도 없는 아침나절이라 혼자서 끙끙대며 끌어내리는데 그 때마다 시어머니는 아무 나뭇가지나 부여잡고 절대로 놓지 않으려고 발버둥을 쳤다.

이슬비가 내려 흙이 젖은 때문에 어머니도 나도 흙투성이가 되었다. 먼저 어머니의 옷을 벗겨야 하는데 두 손으로 옷자락을 잡고 놓지 않아서 내 목소리는 고함으로 변했다. 옷을 잡고 버티며 울부짖듯 막무가내로 발버둥치는 힘 앞에서 나는 진땀이 버적버적 솟았다. 도저히 힘이 딸려서 속옷은 벗길 엄두도 못내고 그대로 샤워기를 틀었다. 그제야 어머니 손에 힘이 풀렸다.

시어머니를 목욕시켜 방으로 모시고 와 자리에 눕혔다. 그러는 동안 둘이서 얼마나 몸부림을 쳤는지 시어머니도 손목 여기저기에 멍이 들었고, 나도 움직일 때마다 어깨와 허리가 결렸다. 어머니는 기진했는지 깨끗한 옷을 갈아입히자마자 곤하게 잠이 들었다.

벗어놓은 빨래를 하고 씻고 나니 점심때가 되었다. 마침 동서가 찾아와 점심준비를 하려고 주방에 나와 있는데 시어머니가 잠에서 깨어나 동서를 보더니 이렇게 말씀하시는 것이 아닌가!

"야, 작은애야. 아까는 사과가 먹고 싶어서 남의 과수원에 몰래 들어가 사과서리를 하려 했는데 사과는 못 따고 주인한테 들키고 말았단다. 주인이 나를 억지로 끌고 연못으로 가서 옷을 죄다 벗기고 물벼락을 맞히더니 조금 전에야 겨우 풀어 줬다. 옷을 다 빼앗겨서 내가 입을 옷이 없어 야단이야. 그러니 둘째 니가 옷 좀 사 오너라."

나는 영락없이 과수원집 주인이었고, 시어머니는 사과서리를 하다가 들킨 서리꾼이었다. 그래서 붙잡히지 않으려고 그토록 발버둥을 쳤단 말인가.

그 무렵 시어머니의 행동은 한 마리 원숭이를 연상케 했다. 화장대 위에 올라가서 쪼그리고 앉아 있거나, 장식장에 매달려 장과 함께 넘어지기 일보직전에 발견되는 아찔한 순간도 있었다.

현관에서 주방으로 통하는 좁은 마루가 있는데 그곳을 지나다가 몇 번이나 현관바닥으로 굴러 상처를 입었다. 예방책으로 알루미늄 파이프로 된 지지대를 만들어 잡고 다닐 수 있게 했는데, 시어머니는 그 지지대를 붙잡고 마치 어린아이가 정글짐을 타듯 아슬아슬하게 매달려서는 버스를 타고 어딜 가는 중이라 해서 어처구니없이 웃을 수밖에 없었다.

치매는 점점 심해지고 혼자서 감당하려니 학교에 다니는 아이들 뒷바라지가 힘겨워졌다. 피로와 짜증이 겹쳐 그 화살이 가끔 아이들에게 가곤 했는데 아이들에게 미안하기도 하고 나 자신에게도 화가 났다.

일주일에 한 번 정신과 외래 진찰을 받으러 가는 날엔 한 가닥 희망을 가져보지만, 진찰실을 나올 때는 언제나 허탈했다. 의사는 그저 약을 최대한 조절해 보라는 말만 되풀이했다.

아들의 원맨쇼

같은 해 가을 어느 날, 친정이 이사를 하게 되었다. 결혼하기 전에 조그마한 서민아파트를 마련해서 친정어머니와 살다가 결혼하면서 오빠에게 넘겨 주고 왔는데, 그 집에서 10여 년을 넘게 살던 오빠가 비로소 큰집을 사서 이사를 하는 날이었다.

친정오빠나 올케로서는 최고로 기쁜 날이어서 꼭 가서 축하해 주고 싶었고 또 어떤 집을 사서 이사를 가는지 궁금하기도 했다.

시어머니를 혼자 둘 수가 없어 안타까워하고 있는데 마침 토요일이라 중학생인 아들이 일찍 돌아왔다. 아들에게 다녀올 동안 할머니 잘 보고 있으라 이르고 서둘러 오빠네가 이사한 중곡동으로 출발했다. 지하철 5호선 공사가 한창이어서 길이 유난히 막혔고 토요일이라 교통체증까지 심했다.

버스가 거북이걸음처럼 가다서다를 반복해서 일각이 여삼추 같은 내 마음은 얼마나 답답한지 몰랐다. 더구나 주소만 가지고 처음으로 찾아

가는 곳이라 더 헤매게 되어 예정 시간보다 훨씬 늦게 도착했다. 친정에 도착하자마자 시어머니가 어찌하고 있는지 궁금해서 집에 전화를 걸었더니 아들이 숨넘어가는 소리로 '엄마! 빨리 와! 나 미치겠어요!' 하는게 아닌가.

가슴이 철렁 내려앉았다.

"무슨 일이니? 할머니한테 무슨 일 있어?"

묻는 내 목소리가 공중에 떠 있었다. 아들은 할머니가 집에 데려다 달라고 졸라서 마당으로 모시고 나왔는데, 담장 밖을 내다보며 지나는 사람들에게 집에 데려다 달라고 조르며 집안으로 들어가지 않는다는 것이었다. 아들은 엄마가 얼마나 힘드는지 알겠다면서도 어서 빨리 오라고 재촉했다.

그런 일들은 내겐 일상이나 다름없어서 심각하게 받아들이지 않고 다치지 않게만 조심하라 일렀다. 친정에 더 있고 싶었으나 마음이 불안해 오래 있을 수가 없었다.

집에 돌아오니 시어머니는 방에서 곤하게 주무시고, 아들은 그 사이 있었던 일을 얘기하며 '엄마! 할머니 매일 저러셔? 어떻게 참아. 난 미쳐 죽는 줄 알았어.' 하며 호들갑을 떨었다.

아들은 할머니를 끌어도 보고 달래도 보며 방으로 들어가자고 애원하다가 할머니가 도저히 말을 듣지 않자 저 혼자 궁리해서 원맨쇼를 했단다. 할머니에게 여기가 집인데 어디를 가느냐 따지다가, 그게 먹히지 않는다는 것을 알고 혼자서 궁리 끝에 목소리를 어른처럼 굵게 내어 "할머니! 집에 데려다 드릴 테니 이쪽으로 따라오세요." 하고는 할머니 손을 잡고 뒤뜰을 한 바퀴 돌아 현관 쪽으로 들어오면서 "할머니, 손자 말 잘 들으세요. 그렇지 않으면 집에 못 찾아 가요! 야! 너 할머니 모시고 얼른 집으로 들어가!" 했단다. 그러고는 제 목소리로 "예." 하고 공손하게 대답을 했더니 시어머니는 똑같은 아이를 보면서 낯선 아저씨로 착각하고 "아휴, 아저씨 고마워요." 하더라는 것이었다.

아들은 일인이역의 연기를 완벽하게 해냈고 그것은 성공적이었다. 그때 중학교 1학년이었는데 자기가 한 행동에 스스로 흐뭇해 하면서 엄마도 힘들 때면 그렇게 해보라 해서 둘이 마주 보고 웃었다.

인간의 감정은 간사해서 어린 아들의 기지로 할머니를 잘 모시고 들어왔다는 안도감에 대한 고마움보다는, 오늘을 경험으로 엄마의 고충을 이해해 다오, 하는 마음이 훨씬 강했다.

문제행동별 대처법 ⑤

자기 주변의 일을 처리 못하는 경우 도와주어야 한다. 옷을 못 입을 때, 식사 방법을 모를 때, 목욕방법을 모를 때, 대소변 처리가 안 될 때 무엇을 못하는지를 예의 관찰한다. 환자 곁에서 함께 동작을 반복하여 보여 준다. 타이밍을 맞추어 말을 걸며 시행하게 한다.

① 요실금

치매 환자의 11%에서 90%까지 매우 다양하게 나타난다. 정상인보다는 많으며, 남자에게 좀 더 흔하다. 원인은 대부분 갑자기 소변이 심하게 마려운 것을 참지 못하는 상태이다. 요양기관에 수용되어 있거나 재활중인 환자들에서 가장 흔한 형태로, 다른 형태에 비해 소변의 양이 많고, 밤에 문제를 일으키는 경우도 더 많다.

지남력 장애 등의 인지기능 감퇴와 요감 감소가 동반되어 나타나는 것으로 보인다. 이외에 요실금의 일시적인 원인이 있다면 찾아내서 해결해 줘야 하는데, 섬망, 거동장애, 감염, 변비, 약물 등이 가장 흔한 원인이다.

② 변실금

17% 정도로 보고되고 있으며, 변비로 대변이 차 있거나, 설사 혹은 직장이나 항문에 병변이 있을 경우에 주로 나타나며, 원인에 따른 적절한 치료가 필요하다.

※대소변 문제 대처하기

① 방금 소변을 보고도 다시 화장실에 가려는 경우

치매환자의 경우 노화에 따른 요도 괄약근의 약화와 함께 운동량과 활동량이 적어

요로감염이 쉽게 생기며 잔뇨가 많아져 소변을 보고도 다시 마렵게 될 수 있다.

이 때 가능하면 화내거나 무시하지 말고 매번 요구에 응해 주는 것이 필요하며, 문제가 지속되면 의사의 진찰을 받아야 한다.

② 화장실 아닌 다른 곳에서 대소변을 보거나 대소변을 지리는(실금) 경우

화장실에서 배변을 해야 한다는 사실을 잊거나 화장실을 찾지 못해서 문제가 발생할 수 있다.

③ 대변을 손으로 만지는 문제

스스로 처리하려는 마음이 있지만 제대로 처리하지 못해 생길 수도 있다.

이 때 더럽다고 야단치지 말고, 아무렇지도 않은 것처럼 도와주어 자존심에 상처를 주지 않도록 배려하는 것이 좋다.

이 경우에도 배변 조짐과 패턴을 파악하여 미리 대처하고, 기저귀 착용을 서두르지 말고 가능한 한 화장실에서 배설하도록 돕는 것이 좋다.

※실금의 대응

치매상태가 진행되면 실금하기 시작한다. 실금의 원인은 뇌의 기질적 장애로 인해 배설 기능을 할 수 없게 되고, 화장실이 어디 있는지 장소를 모를 경우, 배설 방법을 잊어버렸을 경우, 행동이 느려지는 경우 등의 원인이 있다. 또한 방광이나 요도의 병, 신체질병, 약의 부작용, 그밖에 입원, 입소, 이사 등 급격한 환경변화에서 생기게 된다. 실금을 시작하게 되면 우선 의사와 상담해 보도록 한다. 원인에 따라서는 치료에 의해 개선되는 경우도 있다. 치매진행에 따른 실금이라면 개인에 따라 대책을 강구해 보도록 한다.

① 요실금

화장실이 어디 있는지 장소를 모르는 환자에게는 '화장실'이라고 쓴 종이를 화장실 문 앞에 붙여 놓도록 한다. 화장실을 찾는 듯한 행동을 하면 '화장실'이라고 여기 써 있네요. 여기가 화장실인가 보지요"라고 말하면 알지 못한 것이 자신뿐만이 아니며, 다른 사람도 몰랐던 것이라 생각하게 되면 환자는 자존심을 상하지 않게 된다.

시간에 따라 유도하는 경우는 아침에 일어났을 때, 식사 전, 외출 전, 일하고 난 뒤에, "저도 화장실에 가고 싶은데 함께 가 주시겠어요?"라고 말하면 따라오게 된다. 싫다고 하면 무리하게 강요하지 않도록 하며, 시간을 두고 다시 시도해 보도록 한다. 환자를 잘 관찰해 보면 화장실에 가고 싶다는 사인이 나타나는 것을 알 수 있다. 한번 실패했다고 해서 금방 종이기저귀를 사용하는 것은 좋지 못하다. 치매성 노인은 기저귀를 해야 하는 이유를 알지 못하며, 밑이 지저분해서 기분이 나빠지면 빼내 버리기도 한다. 실금한다고 해서 금방 종이기저귀를 사용하는 것은 노인의 자존심을 상하게 함은 물론이고 피부염이나 욕창, 요도감염 등이 생기게 된다. 노인이나 가족이 실금하는 것에 대해 매우 불안해할 경우에는 밖에 외출할 때, 혹은 밤에 잘 때 안심 팬티나 종이기저귀 등을 하면 좋다.

배회하는 노인의 기저귀를 갈아줄 때에는 화장실의 손잡이 등을 잡도록 하고 뒤에서 따뜻한 타월로 더러워진 부분을 닦도록 한다. 누워 있는 사람에게는 손에 양말이나 장갑 등을 쥐어 주고 신경이 손에 쓰이도록 한 후 몸을 옆으로 누이고 갈아 주도록 한다.

② 변실금

변실금은 불결행위가 되므로 간호하기가 무척 힘들다. 주된 원인은 뇌의 기질적 장애나 항문 괄약근이 이완되기 때문이다. 가장 힘든 것은 설사할 경우인데, 이것은 장 내용물에 의한 자극, 장벽의 병, 변비로 인한 완화제 사용 등에 원인이 있다. 설사가 자주 일어날 때에는 섬유류가 적은 음식을 주도록 한다.

치매성 노인 중에는 조리하지 않아 먹을 수 없는 날것을 먹기도 하고, 상한 음식을 먹어서 설사를 하기도 한다. 그러므로 환경에 세심한 주의를 배려해야 한다. 또한 과식이 원인이 되는 경우도 있다. 설사를 하게 되면 수분이나 전해질의 균형이 깨지기 쉽다. 상태나 양을 잘 관찰하고 원인에 따라 빨리 의사에게 연락하고 적절한 처치를 받지 않으면 안 된다.

며칠 동안 변비가 계속되어 설사약을 복용하게 되면 굳어진 변이 항문을 막게 되므로 적변을 해 주어야 한다. 적변을 해야 할 때에는 얇은 고무장갑을 끼고 샐러드 오일을 손끝에 묻히고 항문에 상처가 나지 않도록 해야 한다. 노인의 체위는 옆으로 누이고 신문지나 종이기저귀 등을 깔고 하든가 양식간이변기 등에 앉아서 하도록 한다.

적변을 하고난 후에 수분이 많은 변이 대량으로 나왔을 경우 혈압이 갑자기 떨어질 수도 있으므로 배변 후에는 머리를 낮게 하고 쉬도록 한다. 변실금이 걱정이 될 때에는 실금해도 걸어 다니면서 변이 떨어지지 않도록 바지 끝에 고무 끈을 넣어준다. 적절한 음식과 규칙적인 배설습관이 무엇보다 중요하고, 배설의 리듬을 알아보기 쉽게 하기 위하여 달력에 배설 기록을 하면 가족 몇 사람이 번갈아 치매성 노인을 간호할 때 도움이 된다.

※바람직한 실금 대응방법

♣ 낮에는 될 수 있는 대로 기저귀를 사용하지 않는다.

♣ 화장실은 적절한 시기를 보아 유도하도록 한다. 예를 들면 식사 전, 외출 전 등

♣ 옷을 밑으로 내릴 때에는 뒤에 손을 대어 주도록 한다.

♣ 뒤처리를 할 수 없을 때에는 뒤에서 닦아주도록 한다.

♣ 실금해 버렸을 때에는 화를 내지 말고 빨리 벽이나 손잡이 등을 잡도록 한 후 등

　뒤에서 더러워진 옷을 갈아입히도록 한다.

♣ 뒤처리를 하고 난 후에는 아무 일도 없었던 것같이 행동한다.

♣ 외상노인의 경우도 기저귀를 등 뒤에서 갈아주도록 한다.

보건복지부 홈페이지, 양기화 저 〈치매, 나도 고칠 수 있다〉

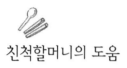

친척할머니의 도움

이듬해 봄이 되었다. 따스한 바람이 불고 만물이 생동하는 계절이 오면 사람 마음도 들뜨는지 봄만 되면 시어머니의 정신이 더 오락가락하는 듯 했다.

집안 친척 중에 시어머니보다 연세가 많은 할머니가 있었다. 인척관계를 따지면 시어머니의 시숙모뻘이 되었다. 작은아들과 둘이 살다가 아들이 결혼을 하자 거처할 곳이 마땅치 않은 상태였는데. 우리집에 와서 나를 도와 달라 부탁을 드렸다. 잠시 외출할 일이 있는 경우도 그렇지만 그분이 시어머니와 한 방에서 생활할 수 있으면 훨씬 마음이 놓일 것이기 때문이었다.

시댁 어른인 셈이었지만 시어머니가 시아버님의 후광과 본인의 당당한 성격으로 집안 친척들 간에도 늘 최고의 대접을 받는 데 익숙했기 때문에 그분이 오히려 시어머니의 비위를 맞추는 쪽에 가까웠다.

그 할머니가 오셔서 같이 지내게 되니 많은 도움이 되었다. 노인들은 이야기 상대만 해드려도 흐뭇해 한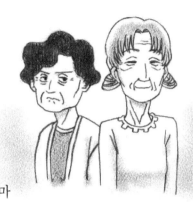
다. 그 할머니는 연세가 있어도
총명해서 날마다 뉴스를 보는 등
세상 흐름을 놓치지 않았고, 노인
이라 외면하지 않고 젊은 사람이 같
이 대화를 나눠준다며 오히려 나를 고마
워했다. 내가 잠깐 외출할 때 집을 봐주는 것만도
고마운 일인데, 당신이 내게 짐이 될까 염려하여 간단한 청소까지 도와
줘서 서로 의지가 되었다. 주변 사람들은 치매인 시어머니를 모시는 일
도 보통이 아닌데 시댁어른까지 모신다며 속 모르는 소리로 나를 칭찬
했다.

시어머니를 돌보는 공감대 때문에 대화가 많았던 덕분인지 그 할머니
는 가끔 외출을 하면 친지들에게 내 칭찬을 많이 하고 다녔다. 시어머
니 밥상에 수저 하나만 더 놓으면 되는 것이었고, 무엇보다도 혼자서
시어머니를 24시간 지킬 수 없었기에 도움을 받는 쪽은 오히려 나였는
데 말이다.

그 할머니는 일주일에 한 번씩 아들집에 다녀오곤 했는데 그 때마다 엉

뚱한 일들로 마음 고생을 해야 했다. 그 할머니가 아들집으로 간 날이면 시어머니는 그 때마다 물건을 훔쳐갔다고 야단이었기 때문이었다. 없어졌다는 물건이 황당하기 그지없어서, 덮고 자는 이불이나 당신 속옷을 가져갔다고 불평했다. 어머니가 가져가는 걸 봤으면 못 가져가게 할 것이지 왜 보고만 있었느냐 하면 천연덕스럽게 그 때 말을 할 걸 잘 못했다고 후회까지 하곤 했다. 이불을 반만 잘라갔다고도 했는데 덮고 있는 이불을 손으로 만져보게 하고 눈앞에 보여 주면서 반쪽이 잘려나갔냐고 물으면 엉뚱한 말로 돌리곤 했다.

지켜보는 내가 더 미안해서 할머니한테 정상이 아니니 이해하라고 번번이 사과를 했으나 '시어머님이 아무리 병자라 해도 내가 가난하니 그런 의심을 받는 구나' 하고 말할 때는 여간 미안하지 않았다.

그 할머니는 '너를 보고 내가 다 참는다. 니가 고마워서 이곳에 있지. 너 아니면 당장 돌아간다.'고 늘 말씀하셨다. 그럴 때마다 '할머니, 저를 봐서 좀 도와주세요.' 하고 마음을 풀어드렸다.

그 할머니는 실내에서 시어머니에게 걷기 운동도 시키고 말동무도 해 주며 애를 썼지만 물건을 가져갔다고 억지를 쓸 때는 매우 힘들어했다.

화장실을 잊어버리다

어느 날부터 시어머니는 평소보다 자주 소변이 마렵다고 했다. 혹시 요로에 염증이 생겼나 싶어 정신과 외래 진찰 때 검사를 했는데 별 이상이 없었다. 흔히 말하는 '오줌소태'가 와서 그런가 해서 옥수수수염을 구해 달여 장복도 했지만 효과가 없었고, 어머니는 마치 다른 것은 다 잊고 오로지 소변만 생각하는 듯 했다.

그러면서 점점 화장실 위치를 기억하지 못했다. 하루 종일 화장실이 어디인지 모르니 데려다 달라 해서 모셔다 드리면 앉았다가 금방 일어나 문을 열고 나오고, 다시 화장실을 가르쳐 달라 졸랐다. 친척할머니는 시어머니를 모시고 화장실에 가다오다를 수도 없이 반복해야 했다.

아무리 병이라 해도 곁에서 시달리다 보면 역정 내고 투정도 부리게 되어, 내가 시어머니를 모시는 건지 어린애를 야단치는 건지, 하루에도 수십 번 회의가 들고 화가 나기도 했다. 억지로 방으로 모셔와 다른 데로 신경을 돌려 보려 해도 소용이 없었다. 가끔 소리를 쳐서 그런지 내

가 없으면 친척할머니를 더 조르고, 내가 있으면 조금 눈치를 보는 듯
도 했다.

그토록 의심이 많은 분이 어떻게 나는 믿는지, 혹시 그것도 병의 한 증
상이 아닐까 싶을 정도였다. 아무도 못 믿고 모든 것을 불만스러워 하
면서 당신 딸도 이해할 수 없을 만큼 나를 믿었다.

당시 시어머니의 상태로는 이해하기 힘든 이런 일이 있었다.

화장실 간다고 할머니한테 가르쳐 달라고 조르는데 친척할머니가 시어
머니를 보고,

"이 사람아, 자네 때문에 나도 병이 나고, 에미도 병이 나서 죽을 지경
이네. 변소에 가도 그냥 올 것을 한참 기다렸다 가야 소변도 나오지 않
나? 좀 참아 보세. 지금 에미도 병이 났어." 라고 말했더니 시어머니는
정색을 하고, "에미, 약은 먹었어요?" 하는 것이 아닌가. 그러면서 오히
려 친척할머니에게 '선옥 엄마, 약 먹고 좀 쉬게 조용히 하라' 고 하면
서 그토록 졸라대던 화장실도 잠시 잊고 조용해졌다.

그럴 때 친척할머니가 주방에서 그릇 소리를 내면 '선옥 엄마 자는데
시끄러워 깬다' 며 오히려 친척할머니에게 주의를 줄 정도였다. 시어머
니를 모시면서 죄스러운 일이 한두 가지가 아니었지만, 그런 시어머니

150

를 대하면서 순간순간 짜증내고 투정도 부리는 한편에 '내가 이러다 죄받지' 하는 갈등이 밀려와 많이 괴로웠다.

내가 며느리로서 시어머니께 의무를 다하기까지는 돌아가신 시아버지가 내게 쏟았던 사랑도 한 몫을 했다. 때로 화가 나고 짜증이 났지만 문득 시아버지 영혼이 나를 내려다보시며, '어멈아, 힘들지만 참아내라.' 하고 무언의 암시를 하는 것 같은 느낌이 들 때가 자주 있었다.

치매의 유전적 특성

① 알츠하이머병의 유래

1906년 독일의 의학자인 알로이스 알츠하이머(Alois Alzheimer)가 자신이 돌보던 치매환자가 사망한 후 부검을 통하여 뇌조직의 이상을 최초로 발견하였다.

치매의 원인 중 가장 많은 알츠하이머병과 혈관성 치매는 전체 치매의 약 75%정도를 차지하고 우리나라에는 알츠하이머병이 모든 치매 환자의 반 정도를 차지한다. 아직까지 어떤 원인에 의해 알츠하이머병이 생기는지 확실하게 밝혀지지 않았지만 지금까지의 연구결과로는 유전적 소인과 환경 인자가 복합적으로 작용하는 것으로 알려져 있다.

알츠하이머병 환자의 뇌조직을 검사해보면 비정상적인 단백질의 응결체가 관찰되는데, 신경세포 밖의 뇌실질에 쌓여있는 노인반은 아밀로이드라는 끈끈한 단백질로 구성되어 있다. 이는 신경세포 안에 실타래처럼 꼬여 있는 단백질인데 신경섬유다발이라 하며 비정상적인 타우 단백질로 구성되어 있다. 신경섬유다발이 생기면 정상적으로 이루어지던 세포 내의 물질 이동이 장애를 받아 정상세포가 죽게 된다.

알츠하이머병은 여성이 남성보다 2배 더 많다. 그러나 여성의 평균 수명이 남성보다 길고, 호르몬의 차이, X 염색체의 역할, 확인되지 않은 환경적 영향의 차이, 높은 E4 대립유전자 빈도 등이 성별에 따른 유병율 차이의 원인이 될 가능성이 있다.

－가족력

알츠하이머병의 경우 가족력이 있는 이들은 그렇지 않은 경우에 비해 약 4배 정도

높은 발병 위험성을 보인다. 그러나 주의할 것은 가족력이 곧 유전성을 의미하는 것은 아니라는 사실이다. 쌍생아 연구에서 일란성과 이란성의 일치율이 모두 40-42% 정도로 낮았을 뿐 만 아니라 양군의 차이가 없었고, 또 발병 연령이 많게는 10년 이상 차이가 나서 환경적인 요소의 영향도 크다는 것을 알 수 있다.

지금까지 알려진 치매관련 유전자로는 아밀로이드전구단백질 유전자 등이 있으나 이들은 모두 40-50대에 발병하는 일부 알츠하이머병의 가족성 발병에만 관여하므로, 대부분의 노년기 알쯔하이머병의 발병과는 무관하다. 현재 노년기 알츠하이머병의 유전인자로 알려진 것으로는 아포지단백 E4 유전자형이다.

우리나라에서 시행된 연구 결과를 보면, 이 유전자형이 없는 사람에 비해 1개를 가지고 있을 경우 약 2.7배, 2개를 가지고 있는 경우 17.4배 정도 알츠하이머병의 위험성이 증가하는 것으로 보고되었다. 그러나, 이 유전자형을 가지고 있다고 해서 반드시 알쯔하이머병에 걸리는 것은 아니며, 상대적으로 그 위험성이 높다는 것을 의미할 뿐이다.

-교육수준

교육수준이 낮을수록 알츠하이머병 치매의 빈도가 높게 나타난다고 한다. 하지만 교육수준은 사회계층과도 밀접한 관계를 갖고 있으며, 직업으로 인한 위험인자에 대한 노출 등과도 관련성이 있어 이러한 해석에 대해서는 이견이 있는 상태이다.

-두부 손상(외상)

알츠하이머병 환자는 정상인에 비해 그 과거에 두부손상을 받은 빈도가 높다고 한다. 반복적인 두부 손상이 치매의 발병 연령을 5-7년 정도 앞당긴다고 보고된 적도 있다. 적어도 두부 손상이 유전적 혹은 환경적 소인을 가진 이들에게는 중요한 위험인자가 될 것으로 보인다. 예를 들면 E4 대립유전자를 가진 이들의 경우 두부 손상이 발병 위험성을 높인다는 등의 보고가 그것이다.

② 혈관성 치매

혈관성 치매의 대표적인 위험요인들로는 고혈압, 흡연, 심근경색, 심방세동, 당뇨병, 고콜레스테롤 혈증 등이 있다. 그 밖에 혈관성 치매와의 관련성이 의심되는 것들로는 헤마토크릿 상승, 지혈 이상, 말초혈관 질환, 과다한 알콜 섭취 등이 있다.이러한 위험요인들 외에 인구학적 요인들 중 연령, 남성, 인종(흑인), 저학력 등도 혈관성치매의 발병에 영향을 미치는 것으로 알려져 있다.

명확하게 상염색체 우성의 유전양식을 보이는 몇 가지 종류의 유전성 혈관성 치매가 있기는 하지만 이들은 혈관성 치매 중 극히 일부에 불과하며, 대부분의 혈관성 치매에 대한 유전적 요인의 기여에 대해서는 명확히 밝혀져 있지 않다. 다만, 혈관성 위험요인으로 알려져 있는 당뇨병, 고콜레스테롤 혈증 등 개별 요인의 유전성을 통해 유전적 영향이 발휘되는 것으로 추정되고 있다.

양기화 저 〈치매, 나도 고칠 수 있다〉, 월간 〈건강과 생명〉

간호와 치료

치매는 완치 불가능한 경우가 80~90%로 치매의 대부분을 차지하며 반드시 2차, 3차 예방관리가 필요하다. 치매가 많이 진행될수록 원인에 따른 치료보다는 기능장애에 대한 관리가 더 큰 비중을 차지한다. 특히 중기 이후에는 인지장애가 악화되면서 무감각, 초조, 공격성, 불안, 흥분, 우울, 반복행동, 망상, 환각, 기분고조, 수면장애, 식사장애 등과 같은 여러 가지 문제행동이 나타난다.

이와 같은 문제행동이 나타나게 되면 부양가족은 감당하기 힘든 고통을 겪게 된다. 행동평가를 통해 문제행동의 원인을 파악하고 이를 교정하는 행동요법과 증상에 따른 약물요법 등을 병행하면 문제행동의 조절이 가능하게 된다.

치매는 심각도에 따라 3-4단계로 나눠 분류할 수 있으며, 각 단계에 따라 적절한 관리방안이 필요하다.

① 초기 또는 경도단계는 인지기능장애로 사회생활에 지장을 받지만 자기관리가 가능한 상태로 노인복지시설에서 주간보호를 받을 수 있다.

② 중기단계는 인지기능장애로 위생관리와 같은 자기관리에 지장을 받은 상태로 부분적으로 기본적인 일상생활을 도와주어야 한다. 부분적인 간호를 제공하는 노인복지시설이나 주간보호 입소를 통해 도움을 받을 수 있다.

③ 중등-고도단계는 인지장애가 심하고 기본적인 일상생활에 심한 지장을 초래하여 전적으로 기본적인 생활을 도와주어야 한다. 전문병원에서 단기적인 평가와 치료를 받으면 치료가 가능하다. 치료된 후에 치매주간병원을 이용할 수 있고 수발자

가 있는 경우 재가관리가 가능하다.

④ 말기가 되면 의사소통이 어려워지고 몸을 가누기 힘들어지며 결국 와상상태가 된다. 이 때 많은 안전사고나 합병증이 발생해 전문병원의 도움이 필요하다. 와상상태에서는 간병이 주된 관리가 되며 장기적으로 전문요양시설이 필요하다

이외에 치매환자의 부양가족에 대한 지지와 가족치료가 반드시 필요하다. 스트레스와 피로감, 죄책감과 분노, 절망감, 우울감, 가족 간의 갈등 등으로 환자의 부양가족은 감당하기 어려운 심신의 고통에 시달리고 있다. 이들 가족에 대한 배려와 치료도 필요하다.

약물치료 외의 치료방법은 그 효과가 입증되지 않은 경우가 많아 흔히 간과되고 있지만 환자의 정서적 안정과 기능회복의 측면에서 시도해 볼 만한 방법들이 있다. 이를 간략하게 소개하면 다음과 같다.

※비약물적 접근

1) 정서적 자극중심 치료

수공예, 간단한 물건 만들기, 원예, 독서, 그림 그리기, 찰흙놀이 등을 포괄하는 다양한 형태의 작업요법, 음악을 듣거나 노래 부르기 등으로 진행되는 음악요법, 레크레이션 등의 활동은 환자의 수준에 맞게 적절히 시행된다면 환자의 남아 있는 능력을 활성화시켜 성취감을 높여 주고 사회적 고립을 막아 정서적인 안정을 도모하는 데 기여할 수 있다.

2) 인지적 재활치료

기억력, 지남력 등 치매에서 저하된 인지기능을, 반복적인 훈련을 통해 회복시키려는

시도가 재활요법의 차원에서 일부 이루어지고 있으나, 효과 면에서 큰 기대를 할 수 없을 뿐만 아니라 무리하게 시도할 경우 오히려 환자에게 좌절을 안겨 주어, 우울, 분노, 상태의 악화 등을 초래하게 되므로, 퇴행성 경과를 보이는 알츠하이머병 등에서는 권장할 만한 치료법이 아니다. 다만, 교통사고 등 뇌 외상에 의해 생긴 치매의 경우에는 무리하지 않는 범위 내에서 시도한다면 기능 회복에 도움이 될 수도 있다

간호할 때 언어적 의사소통

① 치매를 가진 사람의 능력에 따라 의사소통의 단계를 적용한다.

② 유아를 다루는 식으로 대하지 않는다. (정중한 음성 또는 행동을 사용한다.)

③ 치매 말기단계의 환자들에 대하여, 아주 단순한 문장을 사용하고 하나의 생각만을 한 번에 진술한다.

④ 만약 환자가 하나의 진술을 이해하지 못한다면, 같은 단어들을 사용하여 진술을 되풀이해서 말한다.

⑤ 일반적으로, 안전의 문제가 아니면 환자와 논쟁하지 않는다. 긍정적 진술들을 사용한다. (예를 들면, "하지 마세요"라는 말이나 다른 부정적인 명령들을 사용하지 않는다.)

⑥ 만약 환자가 결정을 할 수 있다면, 간단하고 구체적인 선택들을 제공한다. (예를 들면, "당신은 무엇을 먹기를 원합니까?"보다는 오히려 "당신은 닭고기와 쇠고기 중 어느 것을 원합니까?"라고 해야 함.)

⑦ 진술보다는 오히려 표현하려는 사람의 감정과 감정에 대한 반응에 귀를 기울인다. 정확하게 대답할 수 없는 사항에 대해 질문하지 말아야 한다.

비언어적 의사소통

① 적당한 비언어적 의사소통과 함께 언어적 의사소통을 강화한다. (예를 들면, 환자에게 무엇을 해야 하는지를 가르치며 설명한다.)

② 환자의 주목을 얻고 중대한 감정을 강화하는 접촉을 사용한다. (만약 환자가 접촉하는 데 부정적으로 반응하지 않는다면)

③ 다정한 눈 맞춤과 즐거운 얼굴 표정을 유지한다.

④ 긴장을 풀고 미소를 지으며 접근한다.

⑤ 자신의 비언어적 의사소통을 알아야 한다. 비언어적 지시들은 말로 하는 것 이상으로 전달될 수 있고 반드시 정확히 설명되는 것은 아니라는 것을 마음에 새겨 둔다.

⑥ 모든 비언어적 지시들은 주의깊게 지켜보는 사람 특히 감정을 표현한 그들에 의해 나타난다.

환경 관리

① 감각 결손과 기능적인 손상에 대하여 되도록 보상하기 위하여 환경을 수정한다.

② 시계, 달력, 일간 신문과 안내를 위하여 간단하게 씌어진 단서들을 사용한다. (예를 들면, 날짜, 이름, 장소, 사건)

③ 항목과 장소(예를 들면, 화장실, 침실)를 확인하기 위하여 쉬운 그림 또는 문서로 된 단서들을 사용한다.

④ 라디오, TV, 기구, 그리고 온도조절장치의 조작법을 명백히 하는 간단하게 씌어진 단어들을 사용한다. (예를 들면, 이 방법으로 켜고, 끄고, 돌린다.)

⑤ 만약 언어적 이해가 떨어진다면, 씌어진 단서보다는 오히려 그림을 사용한다.

⑥ 잘 알려진 사람들의 그림들은 잘 보이는 장소에 배치하지만 그림을 액자에 넣을 때 광택이 없는 그림들과 무반사 유리를 사용한다.

⑦ 어두워지기 전에, 또는 어두워지자마자 밤 동안에 희미한 불을 켜두거나 야간등을 사용한다.

⑧ 과잉자극을 피하기 위하여 환경을 단일화한다.

안전 관리

① 안전한 환경을 유지한다. (배회를 막기 위하여 문에 경보장치를 한다.)

② 조용한 환경을 유지한다.

③ 약품과 물품을 정돈하고 유해 화학약품은 접근하기 어려운 장소에 둔다.

독립적 생활기능 유지

① 최대의 독립심과 최소의 좌절감을 참작하는 일상을 계획한다.

② 되도록 일관된 일상을 유지하도록 하며 환자의 기능 수준이 변화할 때 변화되어야 하는 것을 인식한다.

③ 옷을 입는 항목들의 순서에서 옷을 가지런히 분리해 둔다.

④ 만약 환자가 개인위생에서 도움을 필요로 한다면, "이제 목욕할 시간이다."와 같은 실제 진술을 사용하고 판단이 개입될지도 모르는 "당신은 지금 목욕을 해야 한다." 와 같은 진술은 피한다.

⑤ 항목들의 순서에, 눈에 보이는 조용한 장소에서 옷차림을 단정히 하고 개인위생 도움과 같은 개인의 간호 항목들을 정한다.

⑥ 욕실 세면기 위에 치약과 칫솔을 둔다.

⑦ 최대의 독립심과 최소의 실금의 위험을 고려하는 개별화된 화장실 사용 계획을 세운다.

⑧ 만약 환자가 식사하기 위하여 식탁에 앉을 수 없다면, 음식과 영양가가 있는 가벼운 식사, 즉 김밥과 샌드위치 등을 손가락을 사용하여 먹도록 도와준다.

점진적 스트레스 이완을 위한 모델에 기초한 간호원칙

① 손상을 보상하기 위하여 환경을 변화시킴으로써 안전한(위험이 없는) 기능을 최대화 한다.

② 피로, 신체적 스트레스 요인, 경쟁하거나 저항할 수 없는 자극, 일상 간호제공자 또는 환경의 변화와 환자의 능력을 넘어선 기능에 대한 요구와 같은 스트레스를 증가시키는 요인들을 통제한다.

③ 일관된 일상을 계획하고 유지한다.

④ 피로와 비축(예비) 에너지의 손실을 보상하는 규칙적인 휴식기간을 가진다.

⑤ 무조건 긍정적 관심을 제공한다.

⑥ 안전과 연관된 위험을 제외한 모든 행위의 타당성에 관하여 비판단적이어야 한다.

⑦ 피로, 불안과 스트레스를 증가시키는 개인의 표현을 인식하고 되도록 빨리 스트레스 요인을 감소시키는 중재를 한다.

⑧ 현실 지남력과 안전한 기능에 필요한 정보를 통합하는 다른 치료적 중재로 바꿀 수 있다.

⑨ 음악, 회상과 같은 위안을 주는 치료형태를 사용한다.

네이버 지식백과, 월간 〈건강과 생명〉

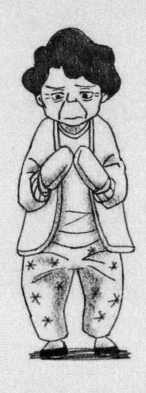

아주 잊기로 하다

시어머니는 그렇게 주변 사물 하나하나와
이별을 하고 있었다.
잊는 과정에서 처절하리만치 사물에 집착하다가,
어느 날부터인가 시나브로 망각의 세계로 묻어 버렸다.
돌이켜보면 너무나 눈물겨운 일인데,
그 때는 그저 힘든 상황에서
조금이라도 벗어나 보려고만 하느라
어머니의 슬픔을 인지하지 못하고 있었다.

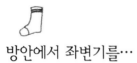

방안에서 좌변기를…

밤낮을 가리지 않고 화장실에 데려다 달라 조르는 탓에 식구들이 기진맥진하게 되자, 의료기상회에 가서 좌변기를 사와 방안에서 대소변을 해결하도록 했다. 눈에 좌변기가 보이니 더 이상 화장실에 데려다 달라 조르는 일은 없게 되었지만 대변 볼 때 뚜껑을 열지 않고 그대로 앉아 변을 보는 경우가 있어서 늘 곁에서 지켜보아야 했다.

친척할머니가 아들 집으로 간 후의 어느 겨울이었다. 아이들이 둘 다 중학생이어서 새벽부터 일어나 도시락을 싸야 할 때였다. 일찍 일어나 별일 없나 하고 시어머니의 방 문을 열었는데 순간 대변 냄새가 코에 훅 끼쳤다. 좌변기에 앉기는 했는데 가장자리에 앉아 뒤를 보신 탓에 오물의 일부가 방바닥에 흘러내린 모양이었다.

오물을 밟고 다녀서 이불 위는 물론 한겨울이라 보일러를 뜨겁게 땐 장판에까지 오물이 덕지덕지 말라붙어 있었다. 발가락 사이에도 오물이 끼인 채 말라 있었다.

건강했을 때 냄새에 유별나게 민감하던 분이 어떻게 그토록 태평할 수 있는지 기가 막힐 지경이었다. 얼마나 곤히 자는지, 깨웠다가는 아침부터 집안이 아수라장이 될 것 같아 그대로 더 주무시기를 바라면서 방문을 살짝 닫았다.

남편과 아이들이 알게 되면 도저히 아침밥을 먹을 수 없을 것 같아 비밀로 하고, 아침을 준비했다.

다들 집을 나간 후에야 시어머니 방에 들어가 이불과 요를 뜯어 빨고, 시어머니를 욕조에 앉혀 놓은 뒤 방바닥을 닦는데 냄새가 어찌나 독한지 락스로 몇 번을 닦고 닦아도 없어지지 않았다. 무려 한 나절 동안을 방을 닦아내고 환기를 시켰지만 냄새는 그대로 남았고, 결국 요는 버리고 이불만 빨아 처리했다.

그 뒤로는 대변을 봐야 할 때는 억지로라도 낮에 볼 수 있도록 시간과 음식을 조절했다.

시어머니는 젊었을 때 주변사람들이 힘들어 할 정도로 깔끔했고 후각도 예민해서 음식이 조금만 이상하면 가장 먼저 냄새로 알아차리던 분이었다. 그랬던 시어머니가 발가락 사이마다 오물을 묻히고도 편안히 잠들 수 있다는 사실에 치매의 공포가 새삼 끔찍스러웠다.

다행히 시어머니의 위장은 아주 튼튼한 편이었다. 변의 색깔과 굳기를 통해 상태를 짐작할 수 있었는데, 규칙적인 식사 덕인지 변비로 고생을 한 적은 한 번도 없었다.

식후 양치질

좌변기를 방안에 놓아둔 후로 점점 운동능력과 지각능력이 떨어지는
듯 했다. 수저를 제대로 들 수 없을 정도였고, 젓가락 사용이 뜻대로 되
지 않아 반찬을 다 휘저어놓거나 음식을 흘려서 식구들과 한 상에서 밥
을 먹기가 곤란해졌다. 반찬 한 가지씩을 수저에 얹어 드렸지만 그나마
도 흘리지 않고 온전하게 드시지를 못했다.

급기야 아이들과 남편 식사를 먼저 챙기고, 나는 나중에 시어머니와 둘
이서 하는 것이 마음이 편했다. 시중들다가 답답해서 턱받이를 만들어
채우고는 아예 밥을 먹여 드렸다. 식사시간이 다른
때보다 배는 길어지니 설거지까지 마치고 나면
얼마 지나지 않아 바로 점심때가 되곤 했다.
인지능력도 떨어졌지만 시력이 나빠지는 것도
문제였다. 안과를 정기적으로 다녔어도
왼쪽 눈은 예전에 예후가 좋지 않은

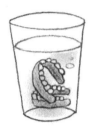

포도막염을 앓아 거의 실명상태인데다 오른쪽 눈마저 점점 나빠졌으나 안경은 위험성이 있어 사용할 수가 없었다.

식사 후에도 문제가 있었다. 시어머니는 치아가 일찍 상해 전부 틀니를 하고 있었는데, 식사 후 양치질을 하려고 틀니를 빼려 하면 완강히 거부했다. 틀니를 진짜 당신 이빨로 착각하고 두 손으로 입을 틀어막고 가까이 오지도 못하게 하니 난감했다. 완력으로 틀니를 빼려 하면,

"야, 안 돼. 큰일 나. 이빨이 약해서 만지기만 해도 다 부서져."

하면서 도망을 쳤다. 젊어서 치아 문제로 고생하던 시절로 돌아가 착각을 하는지라, 지금은 틀니여서 빼서 닦아드릴 거라 설명을 해도 문자 그대로 우이독경이었다. 어느 날은 억지로 빼려다 물리기도 했다.

날마다 싸우면서도 기어이 이를 빼서 닦아 끼워드렸다. 내가 말하는 것보다 당신 아들이 큰 소리로 말하면 그제야 입을 벌리곤 해서, 양치질을 할 때마다 남편을 불러 틀니를 빼도록 했다.

틀니때문에 계속 실랑이를 벌이던 어느 날부터 어머니는 하루빨리 틀니를 새로 맞춰야 한다며, 집에 손님이 오면 누구를 막론하고 이를 해

넣어야 하니 돈을 좀 달라고 조르기 시작했다. 처음 오는 사람은 정말 돈이 없어 이를 못하고 있는 줄로 알아 난감한 경우가 한두 번이 아니었다. 가까운 친척들은 상황을 다 알면서도 어쩔 수 없이 용돈 삼아 얼마씩 주고 가는 사람도 있었다. 나중에는 쌀을 사야 되니 돈 좀 놓고 가라 하면서 돈에 집착을 보였다.

돌이켜보면 억지로 틀니를 빼느라 심적 부담을 드려서 더 집착하지 않았나 싶은데 그렇다고 틀니를 닦지 않고 그대로 방치할 수는 없는 노릇이었다. 어쩌다 틀니를 빼 닦은 후에 '이게 뭐예요?' 하고 보이면, '이빨이니 조심해서 만져야 한다'며 벌벌 떨던 모습이 눈에 선하다. 보란 듯이 일부러, '이렇게 단단해서 안 부서지니까 걱정 말아요' 하면서 내가 만질라치면 마치 큰일이라도 나는 것처럼 안절부절못했었다.

치매에 좋은 음식

잡곡밥 현미, 메밀 등 잡곡에는 비타민 B1이 풍부하다. 이는 뇌의 에너지원이 되는 포도당 생성을 촉진한다. 이 밖에 표고버섯, 명란젓, 정어리, 닭 간에도 풍부하다.

(고등어와 참치) 등푸른 생선의 기름에는 불포화지방산이 풍부하다. 특히 EPA와 DHA는 뇌경색으로 인한 뇌졸중 예방에 유효, 뇌혈관성 치매예방에 효과적이다. 고등어, 꽁치, 삼치, 정어리, 참치, 전갱이 등이 있다.

(카레) 카레의 노란색은 강황에 들어 있는 쿠르쿠민이라는 색소가 산화를 방지하고 염증을 감소시켜 치매 진행을 지연시킨다. 때문에 인도 일부지역에서는 65세 이상의 치매 발병율이 1%에 불과하다는 통계가 있다.

(우유와 두부) 뇌 활동에 꼭 필요한 신경전달물질의 원료가 되는 필수 아미노산이 풍부하다. 간식으로 우유를 마시거나 콩류 음식을 먹으면 좋다. 필수 아미노산은 이밖에 굴, 생선 등에도 많다. 참고로 암환자(위암제외)에게는 우유가 좋지 않다는 연구결과도 있다.

(포도주) 프랑스에서는 매일 포도주를 2~5잔 이상 마셔 온 할머니들이 머리가 더 좋다는 연구결과가 나왔다. 포도주가 혈압 및 혈액순환을 좋게 하여 뇌혈관의 동맥경화를 늦추어 주는 기능을 가지고 있기 때문이다.

(신선한 야채) 신선한 야채는 비타민과 무기질의 보고이다. 푸른 야채에 많은 비타민

B12와 엽산이 부족하면 치매에 걸릴 확률이 각각 4배, 3배나 높아진다는 연구 결과도 있다. 엽산은 아미노산이 도파민, 세로토닌, 노르아드레날린 등 신경전달 물질로 만들어질 때 아주 중요한 역할을 한다.

순무 잎은 야채 중 칼슘 함유율이 가장 높고 호박이나 당근과 같은 녹황색 야채에는 카로틴, 토마토나 감자, 말린무에는 칼륨이 풍부하다.

(견과류) 비타민 E가 풍부해 혈전과 고지혈증을 개선, 뇌졸중을 예방하고 치매의 진행을 막아 준다. 틈틈이 땅콩, 호두, 잣등을 먹으면 더욱 좋다. 음식을 조리할 때도 참기름, 콩기름 등 식물성 기름을 이용한다.

(녹 차) 주성분 카데킨은 치매 예방과 치료에 효과가 있다. 정장작용과 구취도 없애 주는 녹차는 정신을 맑게 해준다.

(버섯류) 모든 버섯류는 항염작용의 활성성분이 뇌의 염증과 노화를 억제한다. 항암성분도 많이 들어있는 좋은 식품이다. 한국치매협회 홈페이지, 네이버 지식백과

모조 지폐

시어머니가 오랫동안 환자생활을 하자 이웃이나 친지 등 문병을 오는 사람들이 많아졌는데 누구를 막론하고 돈 좀 놓고 가라고 졸라댔다. 시어머니는 평생을 궁핍하게 살아본 적이 없는 사람인데 왜 돈을 달라고 하는지 이상하고 신기했다. 때로는 쌀을 사야 하는데 돈이 없다면서 얼마라도 좋으니 놓고 가라 노골적으로 요구를 하니 나로서는 여간 민망한 일이 아니었다.

그러던 어느 날이었다. 모처럼 햇살이 쨍쨍해서 시어머니 이부자리를 햇볕에 말리려고 들추었더니 요 바닥에 신문지에 끼어 들어오는 두꺼운 광고지가 여러 장 겹쳐 깔려 있었다. 치우려 하자 시어머니가 깜짝 놀라며 그게 모두 돈이라며 허둥지둥 감추었다.

그 때 번개처럼 문득 가짜 돈을 이용하면 좋겠다는 생각이 들었다. 광고지를 보고 돈이라 착각하였으니 돈과 비슷한 모조 지폐는 틀림없이 진짜 돈인 줄 알 것 같았다. 시어머니는 무조건 돈만 달라고 할 뿐 만

원짜리, 혹은 천 원짜리 등을 구별하지 못하는
것은 물론 형태만 비슷해도 모두 지폐로 보이
는 듯싶었다. 가짜 돈은 성공적이었다. 어머
니는 모조화폐나 그와 비슷한 두꺼운 종이는
모두 돈으로 여겼고, 병문안 오는 사람들에게 무리
하게 요구하는 황당한 일도 없어졌다.

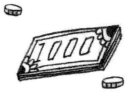

가짜 지폐로 시어머니를 속인다는 죄스러움이 없는 게 아니었지만 아
무에게나 돈을 요구하는 데는 어쩔 수가 없었다. 경우에 따라 넉넉하지
않은 사람도 있어, 시간을 내서 찾아와 주는 것만도 고마운 일이었는데
돈까지 달라고 하면 입장이 여간 곤란하지 않을 것이었다.

그런 분별을 할 수 없는 시어머니는 그런 사람에게도 그냥 가면 안 되
니 얼마라도 돈을 주고 가야 한다며 당당하게 돈을 요구했다. 아주 오
랜만에 찾아오는 사람들은 말하지 않아도 기분 좋게 해드리기 위해 미
리 돈을 내 놓았지만 그래도 머쓱하기는 마찬가지였다.

그 뒤로는 누가 찾아오면 곤란하지 않게 아예 상황 설명을 미리 하고
모조지폐를 이용하도록 했다. 어떤 손님은 진짜 만 원짜리 몇 장을 쥐
어 드리기도 했는데, 그래도 어머니가 좀 더 내놓으라고 떼를 쓰면 모

조 화폐를 많이 드렸다.

시어머니를 보면서, 돈이란 모든 것을 잊어가면서도 마지막까지 소유욕을 떨칠 수 없는 애물임을 실감했다. 그렇게 모은 모조 지폐가 요 밑에 쌓여 가고, 시어머니는 아무 것도 모르면서 무조건 좋아했으니 얼마나 다행인지 몰랐다.

생활력이 유난히 강했던 시어머니의 돈에 대한 집착은 계속되었고, 임기응변으로 속임수까지 쓰면서 속으로는 떳떳치 못한 짓이라는 생각에 늘 마음이 무거웠다.

수리능력의 퇴화

시력이 떨어지고 움직이는 기회가 점점 줄어드니 다리 힘이 많이 약해지고 있었다. 정기적으로 산책을 하게 하고 억지로라도 물리치료를 계속했다면 시어머니가 더 오래 살 수도 있었다고 이제야 생각해 본다. 그 때는 하루하루 닥치는 일을 헤쳐 나가는 것도 버거워서 운동을 시킬 엄두를 못냈었다.

어쩌다 마당에 나가면 어머니의 걸음걸이는 뒤뚱뒤뚱 불안하기 그지없어서 그제야 운동의 필요성을 느끼고 방안에서 맨손체조를 시키기 시작했다. 다리운동을 시키려고 하나, 둘 구령을 붙여 주면 곧잘 하다가도 점점 아기들 장난질처럼 동작을 작게 하거나 아예 멍하니 서 있곤 했다. 팔운동을 시키기 위해 만세를 부르라 하면 옆에서 지켜보지 않으면 손가락만 까딱거렸다. 하나부터 열까지 큰 소리로 세면서 손뼉 치고 계세요, 하고 주방에서 설거지를 하면서 내다보면 두어 번 소리를 내다가 이내 멈춰 버리곤 했다. 억지로 시키려면 아예 하지 않으려 해서 운동 횟수도 점점 줄어들었다.

가끔 다니러 와서 묵고 가는 친척들이 있으면 시어머니와 함께 방안에서 걷는 운동 좀 해달라고 부탁해 보았는데 본인이 하지 않으려는 데는 어쩔 수가 없었다. 생각다 못해 방안에 긴 끈을 매놓고 잡고 앉았다 일어났다 하랬더니 그것도 시늉만 낼 뿐이어서 그다지 운동다운 운동이 되지 못했다.

가끔은 나를 '밥하는 아주마이!' 하고 부르며 예전에 집안일 거들던 가정부로 착각하는 일이 잦아지더니 체력마저 점점 떨어지는지 막무가내 밖으로 나가려 하지는 않았다. 간호하는 나로서는 오히려 그 점이 다행스러웠다.

시어머니는 점점 약해지는데도 식사는 늘 잘 했다. 혼자 드시게 했으면 불가능했을지도 모르겠지만 매일 같은 양을 억지로라도 아기에게 하듯 먹여드렸다. 그렇게 철저하게 음식에 신경을 써서 해드려서 그런지 소화기관은 건강한 편이셨다.

치매와 체중

치매의 첫 신호인 기억력저하가 시작되기 10년 전부터 체중이 점점 줄기 시작한다는 연구결과가 나왔다.

18일 미국 의학뉴스 통신 '헬스데이 뉴스'에 따르면 미 메이요 클리닉 신경과전문의 데이비드 노프먼 박사는 17일 스페인 마드리드에서 발표한 연구보고서를 통해 1990~1994년 사이 치매 진단을 받은 환자 560명과, 치매가 아닌 같은 연령대의 다른 환자들 간 장기간 체중변화를 비교·분석한 결과 치매환자는 체중이 서서히 줄어든 반면 대조군 환자들은 체중에 변화가 없는 것으로 나타났다고 밝혔다.

노프먼 박사는 두 그룹이 조사 시작 시점에서 평균체중이 63kg로 비슷했지만 치매환자 그룹은 치매증세가 나타나기 10년 전 평균 61kg로 줄고, 치매증세가 시작되었을 때는 57kg까지 줄어들었다고 설명했다.

노프먼 박사는 "이같은 결과는 기억력 저하 증세가 나타나기 오래전부터 뇌에 어떤 변화가 일어난다는 점을 시사하는 것"이라고 말했다. 예를 들어, 먹는 것에 관심을 잃거나 맛과 냄새에 대한 감각이 둔해지고 포만감을 일찍 느끼게 되는 것일 수 있다는 것이다. 따라서 이러한 점진적인 체중감소에 영향을 미치는 뇌의 메커니즘을 알아낸다면 치매의 발생과정을 이해하는 데 도움이 될 것이라고 노프먼 박사는 덧붙였다.

※치매 '3多' 예방법 – 많이 읽고, 많이 씹고, 많이 걸어라

많이 읽어라 TV보다는 하루 1시간 이상 독서, 신문읽기가 효과적

세간에 알려진 치매예방법은 무궁무진하다. 고스톱부터 시작해 중국어 공부, 알까기

등등 무궁무진하다. 이들 모두는 결국 두뇌회전을 게을리 하지 말라는 것인데 전문가들은 무엇보다도 독서의 중요성을 강조한다.

세란병원 신경과 박지현 과장은, '고스톱 같은 종합적인 지적 능력을 요구하는 놀이도 치매예방이나 노년의 기억장애를 개선하는 데 도움이 되지만 하루 1시간 이상 독서를 하는 게 바둑이나 고스톱보다 치매 예방에 더 효과적'이라고 말했다.

또 글을 자주 쓰는 것도 좋은 습관이다. 실제로 편지에 구사된 단어가 다양하고 풍부할수록 치매가 적다는 연구결과도 있다.

반면에 원만하지 못한 노년 부부관계나 빨래, 청소와 같은 단순 허드렛일은 오히려 치매 발병을 높이는 것으로 알려져 있다.

많이 씹어라 식사 때 30번씩 꼭꼭 씹어 먹어야 좋다.

우리나라 치매인구의 절반 이상은 노인성 치매로 불리는 알츠하이머병이 원인이다. 이 병은 나이가 들면서 뇌세포가 급격히 죽어가는 뇌의 노화현상으로 현재로서는 예방만이 최선이다.

뇌세포의 노화를 막으려면 쉬지 않고 뇌를 자극해 주는 것이 가장 중요하다. 그렇다고 어렵게 생각할 필요는 없다. 뇌는 우리가 젓가락질을 하고 음식물을 씹는 동안에도 끊임없이 자극받고 있다. 따라서 치매를 예방하기 위해서는 일상생활의 모든 행동들을 소홀히 해서는 안 된다. 특히 노년기에 접어들수록 먹고, 씹는 행위에 특별히 더 신경을 써야 한다.

치아 상태가 안 좋아져 음식물을 씹는 활동이 줄어든 노인들은 치매에 걸릴 확률이 높아지기 때문이다. 실제로 저작(음식을 씹는 것)이 뇌를 활성화해 치매를 줄일 수 있다는 연구가 발표되기도 했다.

일본 도호쿠(東北)대 연구팀이 센다이(仙臺) 시내에 거주하는 70세 이상 노인 1천167명을 대상으로 치아 상태를 조사한 결과 건강한 652명은 평균 14.9개의 치아를 보유한 반면 치매기가 있는 55명은 9.4개에 불과했다.

또 어금니를 뺀 쥐는 길을 잘 찾지 못하는 등 학습과 기억 능력이 떨어지고, 구강 한쪽으로만 씹게 한 쥐는 대뇌 좌우 신경세포 밀도에 차이가 있다는 연구 발표도 있다.

세란병원 신경과 박지현 과장은, "음식물을 씹는 저작운동(씹는 행위)은 우리 뇌의 신경들과 연결되어 있어 인지 기능을 높여 주고 뇌혈류를 증가시킨다. 특히 이런 저작 기능의 80% 이상을 어금니가 하므로 나이가 들면 어금니 관리에 특히 신경써야 한다"고 말한다.

나이가 들면서 이가 불편하다는 이유로 너무 부드러운 음식만 먹는 것도 좋지 않다. 씹는 기능이 약해질 뿐만 아니라 영양의 불균형이 올 수도 있다.

많이 걸어라 꾸준한 운동은 치매 발병 확률을 낮춘다.

치매 예방을 위해서는 독서, 게임 등 정신적인 활동 뿐 아니라 신체적인 활동도 중요하다. 특히 운동은 젊었을 때부터 시작하는 게 좋다. 중년에 신체와 뇌 활동을 활발히 하지 않으면 치매 걸릴 위험이 3배 정도 증가한다는 연구 결과도 있다.

미국 하버드 대학 보건대학원의 제니퍼 웨브 박사팀의 연구 결과 편안한 걸음으로 꾸준히 걷는 운동을 한 여성은 그렇지 않은 여성에 비해 뇌 인식기능이 훨씬 건강했다.

운동을 하면 치매를 일으키는 독성 단백질인 'Aβ–42'의 축적량이 감소하고 총콜레스테롤 수치도 낮아진다는 것이다. 월간 〈건강과 생명〉, 네이버 지식 백과

장롱이 돌다

치매가 본격적으로 시작된 지 4년여로 접어들던 때였다. 그 무렵 시어머니는 운동량이 부족하다보니 자연히 누워 있는 시간이 많아졌다. 하루에 몇 번 억지로 시키는 운동 이외에는 전혀 움직이려 하지 않았고, 실내에서 하는 동작들도 하는 척하다가 그냥 주저앉기 일쑤였다.

시력이 더 나빠져 안과에서는 안구이식 밖에는 다른 방법이 없다고 했지만 치매가 심한 상황에서 안구이식은 상상할 수조차 없었다. 그나마 오른쪽 눈은 시력이 남아 있었는데 그 무렵부터 갑자기 장롱이 돌아 어지럽다고 했다. 저 장롱 좀 돌지 않게 해달라며 불안해 해서 시어머니님 손으로 장롱을 만져 보게 하고 기대 서 보게도 했지만, 한 번 그런 생각에 빠지면 한동안 헤어나질 못했다.

하루에도 몇 번씩 장이 돌지 않게 해달라 조르면 나도 아무 일 못하고 시어머니를 붙잡고 실랑이를 하고 있어야 했다. 다른 방으로 가서 잊어버리게 하려고 했지만, 한 번 생각한 것은 좀체 잊지 않아 잠이 든 뒤에

178

야 조용해졌다.

그 때 딸애가 중학교 3학년이었던 것 같다. 토요일이라 학교에서 일찍 돌아왔는데, 엄마가 할머니와 장롱이 돈다느니 안 돈다느니 실랑이를 하고 있는 것이 안타까웠던지, 잠시 후 방망이와 알미늄 양푼을 들고 시어머니 방으로 들어왔다. 그러고는 마치 무당이 굿을 하듯 소리를 높여, "장롱아 돌지 마라, 돌지 마라! 제자리에 가만히 있어라." 하면서 방망이로 알미늄 양푼을 징을 치듯 뎅그렁뎅그렁 쳐댔다. 그러자 시어머니가 바로 "아휴 이제 되었다. 이제 안 돌아." 하는 것이 아닌가.

딸과 나는 어이가 없어 한바탕 웃었다.

그 뒤로 장롱이 돈다 하면 무조건 딸애가 하던 대로 따라하며, '장롱아 돌지 마라. 제자리에 있어라. 가만히 있어라.' 라고 외쳐댔다. 그럴 때마다 신기할 정도로 이제 안 돌아 하다가도, 어느 때는 '에이, 너보다 선옥이가 해야 잘 들어' 하면서 학교에 가 있는 손녀를 기다리기도 했다.

지나고 보니 그 때 그런 착각이 들 수도 있었을 것 같다. 시력이 나쁘기 때문에 누워만 있는 방안에서 자개장롱을 보면 자개의 빛이 너울거려 도는 것처럼 느껴지지 않았을까. 그러나 이런 생각도 지금에야 가능할 뿐, 그 때는 이치를 생각하고 판단할 만큼 여유가 없었다. 어머니가 새 로운 증세를 보일 때마다 그저 대처하기에만 급급했다. 상황에 따라 다 소의 차이가 있을 뿐 여전히 감당하기 힘든 상태로 발전해 가기는 마찬 가지였다.

나를 부를 때 '선옥 엄마' 나 '며느리' 라는 호칭보다는 이제 거의 '밥하 는 아주마이' 로 통했다. 곁에 가서 "내가 누구예요?" 하고 물으면 어느 때는 별것을 다 묻는 다는 식으로 피식 웃어서 무안했지만, 습관적으로 는 "아주마이!" 하곤 하면서 나를 아예 몰라볼 때도 있었다.

새벽 전쟁

딸아이가 외국어 고등학교에 입학했고, 아들이 중학교 3학년이 되었다. 대개의 학생들이 겪는 생활이지만 아들은 밤늦게까지 야간자율학습을 받고 자정 가까워 귀가했고, 당시 내로라하는 명문 외고에 다니던 딸애는 학교가 워낙 먼 거리인 데다가 야간자율학습까지 마치고 오면 자정을 훌쩍 넘기기 일쑤였다. 그러고는 네 다섯 시간 자고 또 일어나 등교를 서둘러야 했다.

어느 때부터 시어머니는 새벽 두세 시가 되면 일어나 밥 하라고 나를 깨우기 시작했다. 우리집은 오래된 집이라 방음이 제대로 되어 있지 않아 안방에서 하는 말소리가 애들 방에도 그대로 들렸다.

처음 며칠간은 그러다 말려니 했지만 날이 갈수록 어쩌면 정확하게 아이들이 막 단잠이 들 새벽 두시에서 세시 사이에 나를 깨우는지, 정말 미칠 지경이었다.

처음에 한두 번은 '선옥아, 아침 해라 늦겠다'로 시작했다가 내가 방

으로 달려가 아직 새벽이니 제발 주무시라 애원을 하면 '알았어' 하고
는 도로 누웠다. 어머니가 자리에 눕는 것을 확인하고 내 방으로 오면
채 5분이 지나지 않아 다시 문을 열고 '야, 밥해야 돼, 애들 늦겠어'를
반복하곤 했다.

이런 식으로 실랑이를 하면서 그냥 날밤을 새우기가 일쑤였다. 무엇보
다도 가뜩이나 잠이 부족하고 한창 공부해야 할 아이들이 피해자가 된
다는 사실이 보통일이 아니었다. 아예 시어머니를 끌어안고 누워 지키
다가 졸음에 겨워 살짝 눈을 붙일라치면 어느 틈에 일어나서 내가 옆에
있는데도 문을 열고 내 방을 향해 소리를 질렀다.

밤에는 일상적인 말소리도 왜 그리 크게 들리는지 몰랐다. 서너번 연거
푸 시어머니의 말소리가 들리면 순간 머릿결이 하늘로 솟는 느낌이었
다. 머릿결이 곤두선다는 느낌을 나는 그 때 경험했다.

어느 때는 시어머니와 함께 머리에 이불을 뒤집어쓰고 이대로 자자고
억지를 쓰는 내가 너무 한심했다. 또 언제 시어머니가 부를까 초조해져
서 신경이 곤두서 있다가 방문 열리는 소리가 들리면 기다리기라도 한
것처럼 온 몸이 오그라드는 것 같은 심한 스트레스에 견딜 수가 없었
다.

나는 아무 것도 모르고 쿨쿨 자는 남편을 깨워 짜증 부리는 것으로 화
풀이라도 한다지만 한창 공부해야 할 아이들을 어떻게 해야 할지 앞이
캄캄했다. 아이들이 피해자가 된다는 생각에 참을 수 없을 정도로 예민
해져서 갑자기 열이 확 오르고 가슴이
화끈거리기도 했다.

더구나 딸애는 외고(外高) 중에서는 제
일로 치는 D외고에 들어가서 적응에 힘
들어하고 있던 때였다. 중학교까지 성적
이 전교에서 다섯 손가락 안에 꼽히던
애가 수재들만 모인 집단에 가서 성에
차지 않는 성적을 받게 되니 모든 면에
민감해질 수밖에 없었다.

어느 날 새벽이었다. 어머니가 여지없이
너더댓 번을 일어나 밥 빨리
해야 한다고 나를 깨우는데
나도 모르는 사이에 얼
굴이 딸기처럼 상기

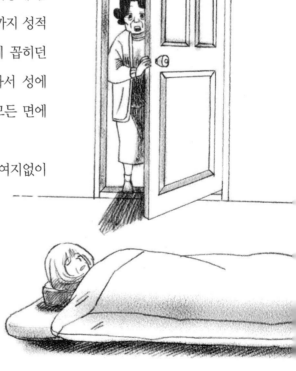

되어 눈동자가 괴물처럼 튀어 나왔다. 아이들이 뛰어나와 청심환을 먹이고 손발을 주무르고 하면서 나를 진정시켰는데 나중에 알아보니 속에서 화가 치밀어서 일어나는 증상이라 했다.

또 그런 증상이 다시 일어날까 겁도 나고 해서 의사에게 더 매달렸다. 시어머니를 무조건 재워달라고 애원하면서 무엇보다도 아이들이 밤잠을 설치고 수면부족상태라 제대로 학교생활을 못 하는 것을 더 이상 견딜 수가 없다고 했다. 내 신경질도 늘어갔다. 시어머니와 실랑이를 하고 나면 식은땀이 버적버적 솟곤 했다.

그 무렵 시어머니는 며느리인 '선옥 엄마'가 여러 명이어서 도대체 누가 진짜 며느리인지 분간이 안 간다고 했다. 심지어는 아들보고 왜 애초에 '선옥엄마'만 데리고 살지 이 여자 저 여자를 데리고 사는지 알수가 없다고까지 해서 처음에는 나도 시어머니가 횡설수설하나 보다 했다.

그런데 시어머니 생각에 내가 큰 소리를 내고 화를 낼 때는 본래의 며느리가 아니라고 여겼나 보았다. 원래의 며느리는 늘 고분고분하고 큰소리도 안 내고 항상 어른을 잘 모시므로, 큰 소리를 내거나 목욕시키려고 강제로 옷을 벗기고 하는 거센 며느리는 다른 '선옥엄마'라고 착각하고 있는 것이었다.

당신이 생각하기에는 분명 다른 사람인데 모두 다 자기가 며느리라고 하니 도대체 알 수 없는 일이라며 오히려 내게 진짜 '선옥엄마'는 어디 갔느냐고 하소연을 했다. 어쩔 수 없이 거칠어진 선옥엄마를 다른 며느리로 인정하고 있었구나 생각하니 참으로 어처구니가 없었고 가슴이 아렸다.

아이들 앞에서 시어머니와 실랑이를 벌일 때가 더 난감했다. 아들애가 막 고등학생이 될 무렵 사춘기가 왔는데, 그 때 극도로 착각 증세가 심한 어머니와 매일 사소한 일들도 큰 소리를 내며 충돌이 잦았다. 어느 날 심부름을 시켰더니 아들이 아주 불손한 태도를 보이며 방문을 쾅 닫고 자기 방으로 가버리는 것이었다.

버럭 화를 내며 "너 이 녀석, 엄마한테 지금 무슨 행동이 그래?" 하고 야단을 쳤더니, 아들이 대뜸 "엄마도 할머니한테 큰 소리로 대들잖아." 하고 대꾸를 하는데 얼마나 당혹스러운지 몰랐다. 그런 일들이 시어머니를 모시며 가장 힘들었던 부분 중의 하나였다.

어머니의 심각한 증세로 아이들이 학교생활을 제대로 할 수 없다고 판단이 될 무렵부터 평소보다 많은 안정제를 투여해 주로 잠을 재웠다.

부모보다는 자식이 앞서는 경우라 할까. 마음 한 쪽으로는 죄스러움도 있었지만 솔직히 아이들이 우선이었음은 어쩔 수 없었다. 그러면서도 아이들에게 비쳐지는 내 객관적인 모습 때문에 더욱 괴로웠다.

합병증

치매 환자들은 정상 노인들에게도 흔한 신체 질환뿐만 아니라 만성적인 뇌 질환과 정신 기능 저하로 인한 문제들까지 함께 보이게 된다. 실제 치매 자체가 직접적인 사인이 되는 경우는 드물며, 오히려 흡인성 폐렴, 탈수, 영양실조, 욕창이나 요도 감염으로 인한 패혈증 등의 합병증이나 심혈관 질환 또는 암과 같은 노년에 흔한 병발 질환 때문에 사망하게 되는 경우가 대부분이다

노인에 흔한 대표적인 신체 질환으로 관절염, 고혈압, 청력 장애, 허혈성 심장병, 당뇨, 백내장, 중풍, 악성 종양, 하지 골절 등을 들 수 있는데, 65세 이상 노인의 경우, 남자는 평균 5.0가지, 여자는 평균 5.4가지의 병을 동시에 앓고 있다고 한다. 그런데 한 가지 흥미로운 사실은 치매 환자들이 정상 노인에 비해 평균 여명이 짧은데도 함께 앓고 있는 다른 질병의 가지 수는 오히려 정상 노인보다 적게 가지고 있다는 사실이다. (남자는 평균 2.9가지, 여자는 평균 2.8가지)

이처럼 알츠하이머형 치매 환자들이 정상인보다 건강하게 나타나는 이유로는, 다른 심각한 질병을 가진 이들은 치매가 될 때까지 살지 못하므로 연령이라는 요소에 의해 걸러진 선택 오류가 개입되었을 가능성이 있다.

다른 심각한 질병이 있을 경우에는 치매의 진단이 중요치 않게 여겨져 진단될 확률이 낮아질 가능성 등도 생각해 볼 수 있다.

치매 환자들이 평균 3가지의 다른 질병을 동시에 앓고 있고, 이 질환들 중 상당수가 치매 증상을 악화시키기 때문에, 치매에 수반된 신체 질환을 조기에 발견하여 적극적

으로 치료해야 한다.

1. 얼굴 실인증

치매환자들은 심해지면 사람을 알아보지 못한다. 심지어 가족도 어느 누구도 못 알아보는 경우도 흔하다. 이는 기억세포가 제 역할을 하지 못 하는 경우인데 병의 초기에는 뇌의 좌우 반구 비대칭성이 뚜렷하게 관찰되지만 병이 점차 진행하면서 반대편 측두엽이 손상되면 언어 장애와 얼굴실인증이 모두 나타나게 된다. 물체를 인식하지 못하고 얼굴을 잘 알아보지 못하는 이유가 일차적인 시지각 이상 때문이 아니라, 해마의 위축으로 동반되는 현상이라고 한다.

얼굴 실인증을 검사하는 방법으로는 유명 정치인, 유명 연예인(영화배우, 탤런트, 가수), 운동 선수등의 사진을 보여주고 판단하기도 한다. 또 시지각 능력이 정상인가를 확인하기 위해서는 한 사람이 웃는 표정, 놀란 표정 그리고 슬픈 표정을 연출하게 한 다음, 그것을 인지하는지 못하는지를 확인하는 방법도 있다. 또 같은 사람의 사진을 여러 각도에서 찍고 그 사진들 중에서 같은 사람을 찾아보게 하는 것도 한 방법이다.

2. 섬 망

섬망이란 의식이 흐리고 착각, 망상 및 알아들을 수 없는 말을 하며 몹시 흥분했다가 불안해하면서 때로 비애, 고민에 빠지기도 하는 증상을 말한다. 병원에 입원한 치매 환자들의 경우, 25%-40% 정도가 섬망을 수반하지만 조기에 발견되지 않아 방치되는 경우가 많다. 치매 환자가 갑자기 행동 변화나 불면증, 환시, 주의력 장애 등을 보일 경우, 일단 섬망을 의심해 보는 것이 좋다. 섬망은 조기에 발견해서 원인을 제거하는 것이 가장 좋은 치료법이다.

3. 낙상 및 골절

판단력 감소 (예:능력에 비해 너무 빨리 걷거나 혹은 미끄러운 곳을 피하지 않고 걷는 등), 추체외로 증상, 시야장애, 약물의 부작용 등으로 인한 낙상이 많으며, 전반적인 골절 위험성은 정상인의 3.6배, 골반 골절은 정상인의 7배에 달한다. 낙상을 유발하는 원인을 조기에 제거함으로써 낙상과 이로 인한 골절을 예방할 수 있다.

4. 영양실조

치매 말기에는 흔히 체중감소가 수반되는데, 정상인에 비해 체중이 평균 21%-50% 감소되었다는 보고가 있다. 원인은 먹는 데 관심이 없거나, 먹는 데 도움이 필요한 경우, 자꾸 걸어 다니기 때문에 요구열량이 증가된다.

성공적인 식이 비결이란 격려와 인내이며, 아울러 익숙한 음식을 매일 일정한 시간에 주는 것이 도움이 된다. 만약 안절부절못하여 식사가 어려운 경우라면 소량으로 자주 주는 것이 좋고, 치즈나 크래커, 혹은 샌드위치와 같이 들고 다니며 먹을 수 있는 음식을 주는 방법도 있다. 또 구강이나 치아 질환이 원인이 되는 경우도 적지 않은데, 정기적인 검진을 통해 조기에 치료하도록 해야 한다.

5. 간 질

말기 치매 환자들의 경우, 이전에는 없는 간질 발작을 보이는 경우가 적지 않다. 우선 치매의 원인이 대사성 장애에 의한 것인지, 아니면 뇌 병변의 진행에 의한 것이지를 감별해야 한다. 치료는 진정 효과가 적은 항전간제를 투여하여 간질 발작을 억제하고, 대사성 장애가 원인일 경우에는 이를 교정해야 한다.

한국치매협회 홈페이지, 월간 〈건강과 생명〉

체력저하로 기저귀를 채우다

의사의 처방을 받아 시간별로 약을 조정해서 밤에는 무조건 잘 수 있게 평소의 분량에서 반 알을 추가했다. 덕분에 새벽마다 힘들게 하던 잠 깨우기 전쟁은 끝나게 되었고, 대소변 볼 때와 식사시간만 일어나 있고 그 외의 시간은 대부분 잤다. 한 번 잠이 들면 세상 모르고 몇 시간씩 잤기 때문에 내게는 아주 오랜만에 맛보는 휴식이 찾아왔다. 그렇게 서너 달이 지속되었다.

그러던 어느 날 아침 별 일 없는가 하고 시어머니 방에 갔다가 이부자리에 소변을 흥건히 싸 놓은 것을 발견했다. 너무 깊이 잠에 취해서 그랬나 보다 하고 옷을 갈아입혔다. 새 요를 깔아드리고 아침을 준비해서 식사를 시키려다 보니, 그 새 또 소변을 봐서 요가 흥건하게 젖어 있었다. 이상한 생각이 들어 소변 보는 것을 모르겠느냐 물으니 놀랍게도 자신도 모르게 나왔다고 하는 것이 아닌가.

내 일신의 편안함을 위해 무리하게 재운 탓에 몸에 이상이 온 것이 틀림없었다. 그 날 온종일 시어머니 곁에서 소 대변을 가려 드리려 해도 몇 번씩이나, 순식간에 요에 싸버리고는 했다.

그 날부터 약 일체를 끊었다. 이제는 혼자 일어날 힘도 없는 분이라 굳이 약이 필요할 것 같지 않았다. 조금이라도 운동을 시켜야 할 것 같아서 몸을 일으켜 보니 많이 야위고 힘이 빠져 있었다. 서너 달 동안 주로 잠만 잤으니 근육이 약화되어 버린 게 확실했다.

말도 어눌하고, 일으켜 앉히면 금방 어지럽다고 했으며, 무엇보다도 소 대변을 가리지 못하는 것이 큰일이었다.

근 일주일간을 시어머니과 같이 자면서 조금씩 운동도 시키고 시간 맞춰 소 대변을 보게 해드려도 어김없이 요를 적시곤 해서 결국 환자용 기저귀를 사용하기에 이르렀다. 낮에는 주로 있으면서 수시로 신경을 쓸 수 있어 괜찮았지만 밤이 문제였다.

그 때가 초봄이었는데 기저귀를 채우면 많이 답답해 했다. 하지만 간병인을 둘 형편도 되지 않고 그 외 집안일 돌볼 사람도 없었기 때문에 내가 곁을 지키지 못할 때는 낮에도 기저귀를 채울 수밖에 없었다. 몸이 쇠약해져서 마음대로 일어나 바깥을 나간다든가, 주방으로 나가 가스 밸브를 만지는 행동을 할 수 없는 점은 그나마 안심이 되었다.

물불 안 가리고 무조건 밖에 나갈 때는 제발 다리에 힘이 빠져 누워 있기만 하면 좋겠다고 생각했었는데, 막상 어머니가 그렇게 되고 보니 마음이 매우 착잡했다. 갑자기 볼일이 생기면 모시고 갈 수가 없으니 시어머니를 안에 두고 방문을 걸어 잠궜다. 사람 마음이란 이렇게 간사하고 변화무쌍한 것인지, 시어머니에 대한 연민에 어느 때는 혼자 눈시울을 적셨다.

반지 사건

치매가 시작된 지 6년째로 접어들면서 어머니는 체격조차도 중환자로 변해 갔다. 식사는 잘 하는 편이지만 억지로 움직이지 않으면 늘 누워 있어서 근육이 점점 쇠약해졌다. 때문에 다리 힘이 약해져 나 혼자서는 시어머니 몸을 가눌 수가 없어 목욕하는 일이 난감해졌다.

식사 후면 늘 빼서 닦아드리던 틀니는 잇몸에 제대로 끼우지 않아 입안에서 위험하게 겉돌았다. 혹시 기도라도 막히면 어쩌나 하는 불안감에 아예 틀니를 빼버렸다.

기저귀 안으로 손을 집어넣는 행동을 하기 시작했다. 시어머니는 결혼반지를 늘 끼고 있었는데 대변을 본 다음 기저귀에 손을 집어넣는 바람에 반지사이에 오물이 끼곤 했다. 살이 빠져 벗겨질 정도로 반지가 헐거워져 있어 내가 보관하겠다고 하면 절대 빼지 않겠다며 손을 감췄다. 반지를 끼운 채로 비눗물에 손을 담가 씻을 때마다 반지 때문에 자꾸 신경이 거슬렸다.

한동안 집에 가 있던 친척할머니가 다시 왔는데 반지에 천을 대고 감아 헐겁지 않게 해 주셨다. 그러나 헝겊이 금세 새까맣게 때가 타서 헝겊을 갈아 드리는 것도 중요한 일이 되었다. 마음 같아서는 아예 반지를 빼서 안전한 곳에 보관하고 싶었지만 얼마나 완강하게 거부를 하는지, 그 집착이 안쓰러워 차마 뺄 수가 없었다.

그 뒤로는 친척할머니만 오면 다른 건 몰라도 헝겊 대는 것은 잊지 않고 새로 해달라고 조르곤 했다. 그러나 날이 갈수록 위생상 좋지 않은 일이 생겨서 결국 아들의 힘을 빌려 강제로 반지를 빼서 따로 보관했는데 생각 날 때마다 갖다 보여 달라, 다시 끼워 달라를 반복하더니, 어느 날 부터는 아예 잊었는지 다시 찾지 않았다.

시어머니는 그렇게 주변 사물 하나하나와 이별을 하고 있었다. 잊는 과정에서 처절하리만치 사물에 집착하다가, 어느 날부터인가 시나브로 망각의 세계로 묻어 버렸다. 돌이켜보면 너무나 눈물겨운 일인데, 그때는 그저 힘든 상황에서 조금이라도 벗어나 보려고만 하느라 어머니의 슬픔을 인지하지 못하고 있었다.

보채지도 않고 아무 요구 없이 조용히 누워 있을 때는 이미 죽음의 그림자가 어머니를 덮고 있는 거나 다름없었다. 그제야 그간의 세월을 돌아보니 시어머니를 지긋지긋하게 여겼던 날들의 죄스러움이 마음을 무겁게 짓눌렀다.

치매는 다른 상황으로 정신이 살아 있어 착각하는 상태이지만 해를 더할수록 착각에서 현실로 돌아올 가능성은 줄어들고, 결국 정신의 죽음에 이어 육체의 죽음을 향해 서서히 달려가고 있는 거였다.

마침내 손에 장갑을 끼우다

치매 진단을 받은 지 6년째의 겨울. 시어머니는 정신이 몽롱하여 무의식적인 행동을 자주 했다. 혼자 일어나 걸을 수 없는데도 본인이 힘이 없는 상태라는 것을 감지하지 못하고 기어이 일어나다가 넘어지곤 했다. 소 대변을 보고도 의사표시를 하지 않아 '소변 보셨어요?' 하고 물으면 늘 '안 봤어' 하는 대답을 반복했다. 때문에 틈만 나면 기저귀를 검사해 보아야 했다.

그러던 어느 날부터 갑갑하고 불쾌해서인지, 기저귀를 손으로 잡아 뜯기 시작했다. 밤새 손으로 잡아 뜯은 기저귀 솜뭉치들이 방바닥을 완전히 덮여 있곤 했다. 그나마 소변이나 대변을 보지 않은 상태에서는 괜찮지만, 다 뜯은 후에 요 위에다 소 대변을 본다든지, 대변이 묻은 기저귀를 뜯어 놓았을 땐 참으로 난감했다. 그러지 말라고 해도 '난 안 그랬어.' 하는데, 그렇다고 하루 스물 네 시간을 곁에서 지킬 수는 없는 노릇이었다.

식사나 간식은 드리는 대로 잘 잡수셨고 소화도 잘 시켰는데 그럴수록
소 대변의 양이 많아지는데다 일체 의사표시를 하지 않아 대처하기가
더 어려웠다.

손을 묶어 놓을 수는 없는 일이어서 생각다 못해 양손에 벙어리장갑을
끼웠다. 그런데 그것은 마음만 먹으면 얼마든지 뺄 수가
있어 막상 기저귀를 못 뜯게 하는 데는 소용이 없
었다. 손이 자유롭지 못하도록 하려고 벙어리장
갑 안에다 솜을 두툼하게 넣고 장갑 입구에 끈
을 달아 손목에 묶었다.

그렇게까지 해도 엄지와 손바닥을 이용해서
여전히 기저귀를 뜯어댔다. 외출했다 돌아
오거나 밤에 대변을 본 것을 모르고 있다가
아침에 가보면 장갑에까지 오물이 묻고 기
저귀는 산산조각이 나 방바닥을 가득 메우고
있었다.

또 다른 방법을 찾지 않을 수 없어서 생각해 낸
것이 아예 엄지손가락이 없는 통 벙어리장갑을

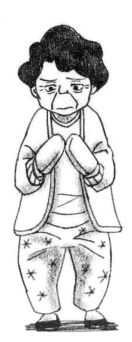

만들어 끼우는 거였다. 물론 시어머니는 더없이 답답하겠지만 더한 일로 뒷감당이 힘든 것보다야 낫겠다는 생각에서였다. 시누이나 다른 친척들이 병문안 와서 보고는 매우 안타까워 했지만, 가끔 와서 보는 사람들에게 내 고충을 일일이 설명할 수는 없는 일이었다.

시어머니와 같은 종교를 믿는 신도들이 자주 방문을 했다. 그분들에게 시어머니는 정상인처럼 또랑또랑하게 자기는 하느님한테 벌을 받아 병이 났다고 하소연을 하곤 했다. 서당개 3년이면 풍월을 읊는다고, 시집살이를 하면서 시어머니가 믿는 종교의 교리를 어느 정도 아는 척하며 하느님은 절대 누구를 벌주는 분이 아니므로 다 사랑하신다고 해도 달라지지 않았다.

시어머니 스스로가 그렇게 생각하는 데는 이유가 있었다. 즉 하느님에 대한 믿음보다는 돈에 대한 집착이 심했다고 스스로 반성을 하는 중이었다. 그건 치매가 시작되는 줄도 몰랐을 때에 시어머니가 너무 돈돈, 하면서 제대로 쓰지도 못하고 늘 불만에 차 있는 모습이 안타까워서 돈이 무슨 소용이냐고 짜증을 내곤 했던 내게서 비롯된 점도 없지 않다. 하느님도 돈에 집착하는 사람은 좋아하지 않는다고 하니 신기하게도, 당신이 하느님이 싫어하는 짓을 해서 벌을 받는 거라고 반성하는 것이었다.

무리하게 시어머니 마음을 돌리려고 한 내 말에 너무 민감하게 반응하는 바람에 이러지도 저러지도 못하는 엉뚱한 상황이 이어졌다. 병문안 온 신도들에게 우리 며느리도 믿게 해서 같이 낙원에 가야 되는데 그러지 못해 제일 속상하다며, 그런 때는 정신이 말짱한 것처럼 말하곤 했다.

그 신도들이 나를 보고 시어머니에게, "이런 착한 며느리가 있어서 얼마나 다행이냐? 자매님은 너무나 복이 많다." 라고 할 때면 그럴수록 같이 낙원에 가서 영원히 살고 싶다고 진심어리게 말하곤 했다.

시어머니로부터 직접 그런 말을 들으면 나도 모르게 죄책감이 드는 것은 어쩔 수가 없었다. 시어머니와 같은 종교를 믿고 싶지도 않았고, 시어머니를 따라 영원히 살고 싶지도 않은 것이 솔직한 심정이었기 때문이었다. 더구나 일반 사람들이 이단으로 취급하는 종교로 남편과 시아버지도 싫어하고 오로지 시어머니 혼자서만 믿는 종교였다. 시어머니가 진실로 나와 함께 하기를 바란다는 것을 알았을 때 미안하고 죄송스러웠으나, 나에 대한 한결같은 사랑은 힘들어 짜증이 날 때마다 나를 되돌아보게 해 주었다.

그 종교를 믿는 다른 어른들 중에는 이상한 종교를 믿는다 해서 며느리가 무시하고 예를 갖추지 않아 불화가 생긴 집안도 있다고 했다. 그러나 내 경우는 종교는 종교일 뿐 며느리의 입장과 의무는 별개 문제라고 생각해 왔다.

교회에서 야유회라도 갈라치면 나는 성의를 다해 힘들게 사는 다른 사람의 몫까지 푸짐하게 먹거리를 준비했다. 그런 종교를 믿는다고 학대를 해서 집을 나온 사람도 있었는데 그런 사람들에게는 내가 천사 같아 보일 수밖에 없었을 것이다.

특히 시어머니 친구분들이 문병을 오면 나는 꼭 새로 밥을 해서 상을 차렸다. 그러니 그 교회에 내가 잘보일 수밖에 없었고, 시어머니 또한 며느리인 내가 자랑스러웠을 것이다.

그렇게 시어머니 뇌리에 자리매김된 착한 며느리는 점점 잊혀져 가고 '밥하는 아주마이' 가 자리를 잡아가고 있었다. 망가져 가는 기억 속에 여러 명의 며느리가 존재한다는 사실이 나를 더 슬프게 했고 마음을 무겁게 짓눌렀다.

치매 환자의 일상생활 돕기

① 개인위생

치매환자가 비교적 초기에 보이는 변화중의 하나가 위생관념의 변화인데, 이것은 대체로 장기간에 걸쳐서 형성되는 것이기는 하지만 그러한 행동을 실행하는 것은 단기기억을 이용해야만 한다.

환자가 어떤 일을 먼저 해야 하는지 혼란에 빠지기 때문에 위생 상태를 유지하는 것이 문제가 된다. 환자가 필요로 하는 위생상의 요구와 환자가 보여 주는 장애분야를 파악하고 그에 적절한 대응을 해야 한다. 그저 귀띔만 해도 실행에 옮긴다든가 아니면 아주 간단한 도움만으로 위생문제를 스스로 해결할 수 있다면 환자는 장기간 독립적으로 생활할 수 있고, 환자 자신도 스스로를 다스릴 수 있다는 자신감을 가질 수 있다.

그러나 환자가 기능을 상실했을 때 먼저 할 일은 상실의 정도를 측정하여 장애를 보인 단계를 제외한 다른 단계는 환자 스스로 하도록 유도하는 것이다. 예를 들면, 환자가 스스로 이를 닦지 못하게 되었을 때, 그저 환자의 이를 닦아 주려고만 하지 말고 어느 단계에 문제가 있는지 발견하려고 노력한다.

실제로 양치질을 하기 위해서는 세면장이 어디에 있는지, 언제 이를 닦아야 하는지, 치약뚜껑은 어떻게 여는지, 치약은 어떻게 칫솔에 바르는지, 칫솔은 어떻게 잡는지, 어떤 방향으로 칫솔을 움직여야 제대로 닦이는지 그리고 수도꼭지는 어떻게 사용하는지 등 여러 단계를 복합적으로 이해하고 있어야 한다.

이 때 환자의 칫솔과 치약을 나란히 세면대 위에 올려둔다든가, 환자의 칫솔에 치약을 묻혀서 세면대에 올려두고 유도하면 이를 닦는 일을 쉽게 진행할 수도 있다.

의치의 손질 역시 중요하다. 의치는 적어도 하루 한 번씩은 꺼내서 부드러운 솔로 문질러 닦아 음식물, 점액 등 이 사이에 붙어 있는 불순물을 제거한다. 의치를 뺀 다음에는 입안을 잘 헹구어내야 한다. 의치를 일정기간 사용하지 않을 때는 물 속에 보관하도록 하고, 의치를 사용하는 환자는 반드시 정기적으로 치과 진료를 받아 이상 유무를 확인하도록 한다. 환자가 튜브에 의하여 음식을 공급받게 되면 간혹 구강위생을 잊어버릴 수 있으므로 꼭 기억해 두어야 한다.

손발톱은 주기적으로 짧게 깎아 준다. 손발톱이 길면 상처를 입기 쉽고 그 밑에 지저분한 때가 끼기 때문이다. 귓속도 면봉 등으로 가끔 닦아내는 것이 좋다. 치매환자는 때때로 잘 안 들린다고 호소하는 경우가 있다. 나이가 들면 귀가 어두워질 수 있다고 무시하지 말고 바로 이비인후과 진료를 받는 것이 좋다.

면도는 매일 할 필요는 없겠지만 턱수염 또는 콧수염에 음식물이나 콧물이 묻어 지저분해질 수 있으므로 짧게 관리하는 것이 좋다. 이 때 전기식 면도기(건전지 또는 충전식)를 사용하는 것이 안전상 좋다.

② 옷 입기와 몸단장

환자의 옷맵시에서 치매를 발견하는 경우가 많다. 옷의 색상을 맞추어 입지 못한다든가, 셔츠를 뒤집어 입는다든가, 단추를 잘못 채운다든가 하는 등의 실수를 하게 되는데, 옷 입기 역시 위생문제처럼 여러 가지 복잡한 과정을 통해서 이루어지는 것이기 때문이다.

치매의 초기 단계에서 환자가 옷의 색상을 맞추는 과정에서 때로 혼란을 일으켜 갑자기 경직되어 버리는 경우가 있다. 이럴 때에는 미리 색상을 잘 맞추어 옷을 넣어 둠으로써 도와줄 수 있다. 병이 진행되면 운동장애가 수반되어 미세한 운동을 잘 하지 못하게 된다. 따라서 작은 단추, 후크 또는 지퍼를 채우는 데 어려움이 따른다. 이 때 통째로 연결되는 커다란 지퍼를 달아 주면 쉽게 해결될 수도 있다. 때로는 옷을 머리로부터 뒤집어 입거나 벗는 것을 겁내는 경우도 있으므로 앞에서 여미는 옷 또는 탄력 있는 허리띠가 있는 바지 등을 준비하면 좋다.

옷은 가급적 단순한 디자인에 부드러운 감으로 준비한다. 평소에 화장을 하던 여성환자는 화장을 계속하도록 격려해 주는 것이 좋다. 그것은 환자가 자신을 자랑스럽게 생각하고 자존심을 유지할 수 있도록 도와주기 때문이다. 물론 병이 진행되면서 화장을 제대로 하지 못하게 되겠지만 환자가 화장하는 동안에 간단히 도와주는 것이 좋다.

③ 목 욕

치매환자는 냄새를 맡는 기능이 떨어지므로 자신이 왜 목욕을 해야 하는지 그 이유를 이해하지 못한다. 특히 벌거벗고 있는 동안 자신에게 해가 가해질 것으로 오해할 수 있고, 샤워꼭지 밑에서 있으면 목욕하기보다는 빗속에 서 있다는 느낌을 받을 수도 있다. 또한 욕조에 들어가 앉아 있는 것을 마치 벌을 서는 것으로 생각하고 거부하기도 한다. 환자가 목욕하는 것을 주저할 때는 억지로 시키지 말고 뒤로 미루는 것이 좋다. 치매 초기의 환자들은 흔히 수도꼭지를 잘못 사용하는 경우가 있으므로, 환자가 제대로 수행하지 못하는 단계를 확인하여 도와준다. 그리고 목욕탕에서 환자가 당할 수 있는 냉해, 화상 등의 여러 가지 안전사고의 가능성을 항상 염두에 두고 있어야 한다. 화상을 방지하기 위하여 온수 꼭지를 끝까지 틀어도 데지 않을 정도에 맞춰 두는 것도 한 가지 방법이다.

노인들은 나이가 들면서 피부의 탄력을 잃기 때문에 매일 목욕을 하면 오히려 피부가 건조해지고 얇아져 가벼운 자극에도 피부에 상처를 입을 수 있다. 따라서 목욕은 1주일에 2회 정도 하는 것이 좋으며, 겨드랑이와 회음부 사이도 구석구석 잘 닦아주어야 한다. 노인들의 피부는 매우 연약하기 때문에 산성 비누와 피부 보습연화제를 사용하여 피부의 건조를 방지해야 한다.

목욕시 욕탕 바닥이 미끄러워 넘어질 위험이 있으므로 바닥에 고무매트를 깔아 두는 등 적절하게 대비하는 것이 좋다. 목욕 후에는 반드시 물기를 완전히 닦아내야 하며, 파우더를 뿌려주는 것도 좋다. 환자는 감각이 무디어져 피부에 입은 손상을 알아차리지 못하는 경우가 많으므로 목욕 전후에 피부상태를 자세히 살펴보는 것이 중요하다.

④ 식사와 수분

치매상태가 꽤 심해진 환자라도 먹는 것에 대한 행동은 할 수 있다. 그러나 자기자신이 식사를 균형있게, 규칙적으로 할 수는 없다. 노인에게 필요한 하루 열량은 1500-1600kcal이지만 활동성이 많은 노인도 있으므로 열량 섭취와 소비의 균형이 맞도록 배려한다. 치아가 없어도 위가 튼튼한 사람이라면 주식은 부드러운 밥으로 하며, 반찬도 가족과 같은 것으로 만들되 노인분은 좀 더 잘게 썬다든가 으깨서 먹도록 도와준다. 치매성 노인의 식사에 있어서 특히 주의해야 할 점은 식사 섭취량의 저하로 생기는 영양장애와 과식으로 생기는 비만이다.

♣ 거 식(식사거부)

식사를 하고자 하지 않을 때에는 몸이 어디 아픈 경우, 걱정거리가 있어 안절부절못하는 경우, 음식이라는 것을 이해하지 못하는 경우, 먹는 방법을 모르는 경우, 혹은 식사를 권하는 태도가 불쾌한 경우, 급격한 환경변화가 온 경우를 생각해 볼 수 있다. 원인이 없는 거식상태는 없다. 그러므로 원인을 밝혀내는 것이 급선무이다. 또한 식사할 때에는 너무 옆에서 거들어 주지 않도록 하는 것이 좋다.

♣ 과 식

금방 식사를 하고 나서도 먹지 않았다고 재촉하는 노인에게는 "식사를 만들어 드릴게요"라고 말하며 함께 장을 보러 나간다든지, 감자를 함께 깎기를 해 보는 것도 좋다. 또한 기분을 딴 데로 돌릴 수 있도록 산책이나 놀이 혹은 가벼운 일 등을 함께 하도록 한다. 그래도 계속 먹을 것을 찾을 때에는 간식 등 가벼운 것을 주도록 해본다.

먹는 것으로 싸우기 싫어서 노인이 원하는 대로 주다 보면 신체에 별로 좋지 않다. 경우에 따라서는 부엌 달력에 식사를 하고 난 다음 "서로 잊어버리지 않도록 써 놓자"고 말하고 노인과 함께 "아침식사를 했다" "점심을 했다"라고 기입하도록 한다. 노인이 밥을 먹지 않았다고 하면 "밥 먹었다, 라고 써 있지요." 라고 말하면 납득하게 된다.

♣ 탈수예방

물을 마시고 싶어도 치매성 노인은 호소할 줄 모르므로 탈수상태가 되지 않도록 늘 주의해야 한다. 하루에 3번 식사 때 국과 물, 약을 복용할 때 먹는 물 이외에 1일 1000㎖ 정도의 수분을 취해야 한다. 냉수, 차, 우유, 사이다, 주스, 요구르트, 스포츠음료, 과일 등 노인이 좋아하는 것을 주도록 한다. 또한 몸에서 수분이 너무 많이 빠져나가지 않도록 한다. 겨울에 전기담요의 온도에는 주의해야 한다.

또한 구토와 설사의 양, 땀 등을 주의해서 알아두도록 한다. 1일 소변 량이 너무 적은 것도 탈수로 생각해 볼 수 있다. 탈수상태가 되면 이상하게 원기가 없어진다. 그리고 피부는 탄력이 없어지고 건조해져 버린다. 입속도 건조해져서 말이 잘 나오지 않게 되며 체중이 감소하고 체온이 오른다. 그러면 착란 상태가 되어 치매 증상이 더욱 악화되고, 방치하게 되면 의식이 없어지게 된다. 탈수라고 생각되면 우선 스포츠음료를 충분히 마시도록 하고 상태에 따라서는 병원에서 치료를 받아야 할 필요가 있다. 치매성 노인이 탈수상태가 되지 않도록 매일 정해진 양의 수분을 주도록 배려해야 한다. 특별히 경사스러운 날, 혹은 가족이 긴급 상태가 생긴 때에는 노인에게 소홀히 하기 쉬우므로 특히 주의해야 한다.

♣ 수면 관리

치매상태가 되면 수면양상이 밤낮으로 꾸벅꾸벅 조는 상태이므로 말을 걸어 자극을 주지 않으면 잠만 자는 사람이 있고, 낮에 자고 밤이 되면 활동을 시작하는 노인도 있다. 따라서 우선 수면의 상태를 관찰하는 것이 중요하다. 노인에게 알맞은 1일 스케줄을 만들어 규칙적인 생활이 되도록 배려한다. 이 하루의 일과에는 휴식시간을 포함하며, 가능하다면 옥외에서의 운동을 포함시킨다.

휴식과 운동의 균형을 잃으면 환자는 하루 종일 의자에 앉아 있거나 방안에서 졸게 되어 야간에는 불면증을 나타낸다. 따라서 산책과 같은 옥외활동은 환자에게 긴장감을 불러일으키는 데 도움이 되며, 긴장된 관절과 근육을 움직이게 하는 기회도 된다. 하루의 일과 중에 밖에서 신선한 공기를 접하고 운동하는 것은 불면증을 없애는 좋은 방법이다. 보건복지부 홈페이지, 양기화 저 〈치매, 나도 고칠 수 있다〉

약물치료 ①

※정신행동문제에 대한 약물치료

90%의 환자가 병의 경과 중 우울증, 환각, 망상, 초조 등 다양한 행동증상을 보인다. 이러한 정신행동증상들은 치매 케어 제공자에게 큰 부담이 되고, 예기치 못한 사고가 발생할 위험성을 높여 주기 때문에 최근 그 중요성이 강조되고 있다. 행동증상을 치료하기 위해서는 먼저 주변 환경이나 신체질환과 같은 이상행동을 일으킬 수 있는 원인을 찾아 교정해야 한다. 이와 함께 증상에 따라 약물치료를 병행할 수도 있다.

약물 치료는 환자가 보이는 증상에 따라 아래와 같은 종류의 약물을 사용하며 증상이 조절되면 일정기간 유지 후 약물을 끊는 것이 원칙이다.

① 항정신병 약물

항정신병 약물은 망상, 환각 등 정신이상 증세 및 착란증세, 초조행동, 공격적 행동 등에 효과를 보인다. 과거에 널리 사용되던 전형 항정신병 약물에 비해 최근 개발된 비전형 항정신병 약물들은 부작용이 적으면서도 효과는 전형 항정신병 약물과 별 차이가 없어 사용이 증가하고 있는 추세이다.

② 항우울제

항우울제는 치매환자에게 나타나는 우울증에 탁월한 효과를 나타내며, 그 외에도 불안, 초조행동, 수면장애 등에도 효과적이다. 과거에 사용하던 약물은 구갈, 어지럼증, 과도한 졸림 등 부작용이 많았으나, 최근 사용하고 있는 선택적 세로토닌 길항제 계통의 약물은 이러한 부작용이 적어 널리 사용되고 있다.

③ 벤조다이아제핀계 약물

일반인들에게 신경안정제로 알려져 있는 약물로, 불안, 비공격성 초조행동, 수면장애 등을 수반하는 치매환자에게 사용된다.

④ 항경련제

초조행동, 충동적 또는 공격적 행동, 기분의 기복이 심한 경우에 항경련제가 사용되는데, 드물지만 간독성이나 백혈구감소증이 나타날 수 있으므로 정기적인 혈액검사가 필요하다.

※약물 부작용

치매 환자들은 치매와 다른 신체 질환의 치료를 위해 동시에 여러 가지 약물을 함께 복용하게 되는 경우가 적지 않다. 특히 여러 전문과에서 나름대로 처방을 하다보면 약제의 중복 처방이나 약제간 상호 작용 때문에 부작용이 더욱 심해지기도 한다. 치매 환자들이 흔히 경험하는 약물 부작용은 인지기능 감퇴, 추체외로 증상, 기립성 저혈압, 좌불안석, 변비 등이 있다. 네이버 지식백과

문제 행동별 대처법 ⑥

※건망증과 치매

인간의 뇌는 30대가 지나면 점차 뇌세포의 기능이 떨어진다. 한번 파괴된 뇌세포는 다시 재생되지 않지만 인간의 뇌세포는 상상할 수 없을 만큼 많아 나이 변화로 인한 감소로는 일상생활에 지장이 없다. 즉 건망증은 단순한 기억장애일 뿐 다른 지적 기능은 문제가 없다. 이와는 달리 치매는 어떤 병적인 원인에 의해 뇌세포가 급격히 파괴되는 것을 말한다. 치매환자는 사고력이나 판단력에 문제가 생기며 성격도 변하지만 자신은 의식하지 못하는 경우가 대부분이다.

※건망증 유발하는 요인

건망증의 원인은 다양하지만 크게 나이와 심리적인 요인, 환경 등에 영향을 받는다. 나이가 들수록 기억력이 떨어지는 것은 당연하지만 두뇌활동 정도나 형태에 따라 차이가 있다. 남성보다는 여성이, 지적활동이 낮은 사람일수록 기억력 감퇴가 뚜렷하다. 특히 지속적인 스트레스와 긴장은 뇌세포의 피로를 초래해 건망증을 악화시킨다.

※주부 80%가 건망증 경험

건망증은 젊은층보다는 40대 이후 중·장년층에서, 남성보다는 가사에 종사하는 여성들이 상대적으로 많다. 통계에 의하면 건망증 환자의 60% 이상이 여성이고 주부 중 80% 이상이 건망증을 경험한다. 주부 건망증의 주요 원인은 심리적 요인과 출산·폐경 등으로 인한 신체변화. 이는 대부분의 여성이 가사와 육아라는 단순노동에 매인 결과라는 것이 전문가들의 분석이다. 출산 후 주부들에게 건망증이 특히 심한 까닭은 출산시의 급격한 호르몬 변화로 뇌기능에 일시적인 혼란이 올 뿐 아니라 육아라는 새로운 스트레스가 집중력 저하를 초래하기 때문이다.

※건망증 어떻게 대처하나

우선 단순한 건망증을 너무 심각하게 생각하지 않는 것이 좋다. 지나치게 뇌를 혹사한 경우에는 적절한 휴식이 필요하며 반대로 너무 지적인 자극이 없을 경우에는 적당한 자극을 주는 것이 기억력 향상에 도움이 된다. 신체를 단련하듯 두뇌에도 운동이 필요하다. 하루 1시간 가량 신경세포를 자극하는 운동을 하면 기억력 감퇴를 줄일 수 있다. 특히 신문을 읽거나 독서, 바둑, 장기, 게임 등 지적인 훈련이 좋다. 건망증이 심한 경우에는 메모하는 습관을 갖는 것이 좋다. 발을 열심히 사용하는 것도 말초신경을 자극해 건망증을 퇴치할 수 있는 좋은 방법이다. 이와 함께 뇌파 중에 건망증을 유발하는 베타파를 감소시키는 대신 두뇌활동에 좋은 알파파를 증가시키는 것이 필요하다. 이를 위해 음악을 듣거나 영화를 감상하는 등 자신이 좋아하는 취미활동을 통해 '감성의 뇌'를 자극해야 한다. 뇌에 산소를 풍부하게 하고 뇌 세포 파괴를 막기 위해서는 운동을 꾸준히 해야 한다. 야채와 과일 등을 충분히 섭취하는 것도 기억력 감퇴를 예방한다.

※식사, 목욕, 옷 입히기 문제에 대한 대처방법

① 식사를 하고 난 뒤 얼마 되지 않아 밥을 달라고 조르고 지나치게 많이 먹으려는 경우
⇒ 치매가 진행하면 포만감을 담당하는 뇌 부위가 손상되고, 기억력도 떨어져 이런 문

제가 생길 수 있다. 이 때, "방금 먹었잖아요, 치매니까 먹은 것도 모르지" 라는 식으로 환자의 요구를 무조건 무시하지 말고, 과식하지 않는 범위에서 환자의 요구에 응하거나 소량씩 여러 번 나누어 주는 것이 도움이 될 수 있다.

② 식사를 거부하는 경우

⇒ 치매 환자는 고집스럽고 거부적인 태도를 보이기 쉽지만, 이 경우 꼭 먹어야 한다며 야단치거나 강제로 먹이려 하지 말고, 시간을 두고 다시 권유해 보거나 환자가 좋아하는 사람이 권해 주면 도움이 될 수 있다.

③ 잘 삼키지 못할 때

⇒ 이 때 환자는 음식을 뱉거나 사레가 들리는 경우가 많고, 음식물이 기도로 들어가 폐렴이 생기기도 한다. 이 경우에도 더럽게 뱉아낸다면서 환자를 야단치거나 강제로 삼키도록 하기보다는 조리할 때 환자가 먹기 쉬운 형태로 준비하고, 천천히 소량씩 먹도록 도와주는 것이 필요하다.

④ 혼자 목욕하기 어려운데도 도움을 받지 않으려고 할 때

⇒ 치매 환자라도 옷을 벗는 데는 수치심을 느낄 수 있기 때문에 마음이 맞는 사람이 함께 들어가는 것이 좋으며, 도움이 필요하다는 것을 충분히 설명한 후 목욕을 시도하는 것이 좋다.

⑤ 몸이 더러운데도 목욕하기를 거부하는 경우

⇒ 치매가 진행되면 위생관리에 대한 의식이나 깨끗한 것과 지저분한 것을 구분하는 능력이 떨어진다. 수치심 때문에 목욕을 거부하기도 하는데, 이때도 적절한 부드러운 말과 태도로 권하면서 스스로 목욕할 기분이 될 때까지 기다리는 것이 좋다.

⑥ 옷을 제대로 입거나 벗지 못하고 옷 입는 순서가 바뀌는 경우

⇒ 환자가 옷을 잘못 입는 것을 볼 때마다 "이렇게 하면 보기 좋아요" 라며 동작 하나 하나를 떠올려 주면서 스스로 고칠 수 있도록 하고, 무리하게 가르치거나 지시하지 않는 것이 좋으며, 시간이 걸려도 기다려 주는 것이 필요하다.

⑦ 도움 중에 폭력을 휘두르는 경우

⇒ 적절한 말을 하지 않고 몸에 손을 대면 환자가 불안해 할 수 있으며, 환자의 기분을 잘 살펴서 도와주고, 강하게 거부하면 시간을 두고 기다렸다가 다시 시도하는 것이 좋다.

⑧ 여러 번 음식을 요구하거나 먹었던 사실을 잊고 요구할 때, 음식이나 돈을 끊임없이 요구할 때

⇒ 필요 이상은 주변에 음식물을 두지 않아야 하며 냉장고에 잠금장치를 하고 다른 일에 관심을 갖도록 한다. 건강상태를 항상 살핀다.(대소변)

⑨ 끊임없이 먹거나, 주변 음식을 보이는 대로 전부 먹거나, 냉장고의 음식은 전부 먹을 때

⇒ 다음 먹는 시간을 알린다. 식사준비중이라고 기다리게 한다. 오래 가는 사탕 등과 같은 간식을 이용하고 식기를 작은 것으로 바꾸어 여러 번 나누어 준다.

네이버 지식 백과, 한국치매협회 홈페이지

세상 소풍의 뒤안길

"어머니! 이대로 편안히 아버님 곁으로 가세요.

집은 아무 걱정 안 하셔도 제가 잘 해 나갈게요.

힘드시면 편안히 눈 감으세요.

아버님 곁으로 가고 싶다고 말씀하셨죠.

편안히 가세요. 어머니!"

나는 솔직한 심정으로 시어머니에게 말했다.

근육이 흐물흐물 썩어들어 처참해지느니,

이대로 지금 가시는 편이 차라리 낫다고

생각했다.

식사시간에 자주 사레가 들리다

시어머니가 완전히 자리에 눕게 되어 운동은 물론 움직이는 것조차 버거워졌다. 식사 때는 사레가 자주 들려서 틀니가 입 밖으로 튕겨져 나오고 밥알이 온 식탁에 튀는 것은 물론 호흡에까지 지장을 주어 매우 겁이 났다. 사레가 들리면 한동안 숨을 못 쉬고 정지한 채 얼굴이 새파래지곤 했다.

그런 일이 자주 반복되어 혹 기도로 음식물이 들어갈까 봐 불안하기도 했지만, 사레가 들리고 나면 어머니가 너무 힘들어했다.

그 후부터 식사형태를 유동식으로 바꿨다. 상체를 반쯤 일으켜 비스듬히 앉은 상태에서 죽을 먹이면 그런 대로 사레 들리는 경우가 줄어들었다. 틀니는 완전히 빼 버리고 사용하지 않았다.

처음에는 매끼마다 죽을 쑤다가 일체 고형식을 끊고 죽으로만 드리게 되면서부터는 사흘에 한 번씩 재료를 바꿔 쑤어서 냉장고에 넣어두고 필요한 양만큼 데워 드렸다.

해산물을 넣고 각종 야채와 섞기도 했지만 주로 갈아 다진 고기에 제철 야채를 다양하게 섞어서 사용하고 가끔은 전복죽이나 잣죽도 끓였다.

건강했을 때도 워낙 고기를 좋아해서인지 사골 곤 국물에다 끓이면 아주 맛있어 했다. 일반 식사보다 영양면에서는 낫지 않을까 하면서도 그래도 죽이라 간간이 간식을 챙겼다. 소화기관이 튼튼한 편이었지만 유산균 음료를 매일 드려서인지 대변은 노랗게 잘 보는 편이었다.

시어머니 건강이 나빠질수록 간호하는 나는 숨 돌릴 여유가 많아졌다. 그렇게 졸라대던 많은 것들이 잊혀져 갔고, 아무에게나 돈 좀 놓고 가라던 억지도 어느 날부터 관심 밖이 되었다. 또 수시로 꺼내 세어 보던 요 밑의 지폐주머니도 점점 찾지 않았으며, 생각날 때마다 보여 달라던 당신의 반지도 영영 잊고는 말수를 줄여 버렸다. '선옥엄마' 라 부르는 것에 그렇게 민감하게 반응을 하곤 했었는데 아무 이름으로도 부르지 않는 것이 오히려 나를 긴장시켰다.

시간은 모든 것을 망각의 세계로 밀어내고 있었다.

진땀 빼는 목욕시간

발병한 지 7년 째로 접어들면서 어머니 몸은 쇠약할 대로 쇠약해졌다. 근육은 쓰지 않으면 급속도로 퇴화되어 가는 것이라 다리와 가슴의 뼈들이 그야말로 눈에 보일 정도로 말라 갔다. 살아 움직이는 부분은 소화기관이 전부인양, 그렇게 뼈와 거죽만 남은 것은 보기에도 민망스러웠다.

때를 씻는다기보다는 혈액순환을 돕기 위해 목욕을 시킬 때면 누가 잡아 주지 않으면 불가능했다. 욕탕 안으로 간신히 모시고 가 남편에게 시어머니 몸을 부축하게 하고 닦아드리다 보면 손등이나 손목은 조금만 세게 마찰해도 멍이 들었다. 그만큼 근육이 약해져 있었다. 얼마 전까지만 해도 옷을 벗지 않으려고 발버둥을 치던 일이 언제 그랬느냐 싶게 까마득하게 여겨졌다.

기저귀를 차고 있는 시간이 많아지다 보니 둔부에 욕창이 생기지 않을까 초조해졌다. 그런데 둔부보다는 뜨거운 방에 한 자세로 오래 누워 있어서 그런지 발뒤꿈치의 방바닥에 닿는 부분이 까맣게 변색되어 있어 수건을 동그랗게 뭉쳐서 발뒤꿈치에 고여 두었다.

하루에 서너 번, 손바닥으로 등을 문질러드리면 시원하다는 반응을 보였다. 등을 비비면서,

"어머니? 저 누군지 알죠?" 하고 물으면 언제나,

"밥하는 아주마이." 하고는 특유의 이북 사투리로 대답하곤 했다. 그럴 때마다,

"며느리잖아요. 선옥엄마!" 하고는 다시,

"나, 누구라구요?" 하고 다그쳐 물으면

"선옥엄마." 하고 짧게 대답하고는 묵묵부답이었다.

"어디 아픈 데 없어요?" 하고 물어도,

"없어." 하면 끝이었다.

한여름을 맞으면서 엉치뼈의 톡 튀어나온 부분도 조금씩 까맣게 변색되어 갔다.

드디어 욕창이 생기는구나 싶어 수입의료기상회에 가서 욕창방지 매트를 사오게 되었다. 전기를 연결해 요 위에 깔면 요철상태로 되어 있는 바닥 부분에 순차적으로 공기가 들어갔다 나갔다 하면서 몸을 마사지

하듯 하여 혈액순환을 돕는 기구였다.

매트를 깔고 그 위에 왕골 돗자리를 덧펴서 장시간 누워 있어도 혈관이 눌리지 않고 혈액순환이 잘되도록 하려고 애썼다.

한 번 생긴 욕창은 아물기가 아주 힘든 것임을 예전에 병원에 있을 때 경험해서 알기 때문에, 파우더를 바르고 때때로 비벼 주면서 최대한 욕창이 생기지 않도록 노력했다.

아침에 일어나 물을 떠다 방안에서 세수를 시킬 때 축 늘어진 어머니 몸을 보면 한없는 연민의 정이 느껴졌다. 말이 없으니 억지로 필요치 않은 말이라도 자꾸 되뇌게 하다가, 초점 잃은 시어머니의 눈을 대하면 나도 모르게 울컥 눈물이 나왔다. 너무나 힘들었던 지난 날들이 떠오르고, 이젠 이렇게 모든 것이 잊혀져 가는구나 생각하면 마음이 아리도록 아팠다.

언제 돌아가실지도 모른다는 것에 생각이 미치자 그 동안 힘들다고 시어머니에게 해댔던 푸념들이 커다란 자책이 되어 나를 짓눌렀다. 그 무렵 아무 느낌도 없는 시어머니의 두 손을 잡고,

"어머니? 나 나쁜 며느리죠?" 하면서

"그 동안 어머니께 불손하게 대했던 것들 다 용서해 주세요."

하고 말하고는 내 설움에 울어 버린 일도 여러 번 있었다. 아는지 모르

는지 어머니가 아무 반응을 보이지 않아 더 마음이 안타까웠다. 돌아보

- 면 모든 것이 후회뿐이었다.

끝내 욕창이 솟구치다

어느 순간부터 어머니는 음식맛을 모르는 것 같았다. 사과를 갈아 드리면 그게 과일인지 다른 음식인지조차도 구별하지 못하고 그냥 입안에 들어오는 대로 본능적으로 삼키고 있었다.

흔히 방안에 장기 환자가 있을 경우 환자 특유의 냄새가 난다고 하는데 우리 집은 천장이 높은 데다가 문이 많고, 집안에 나무가 많아서인지 냄새가 전혀 나지 않는다며 문병을 오는 사람들은 나를 칭찬하곤 했다.

보일러를 뜨겁게 땔 때면 시어머니의 몸에 욕창이 생길까봐 가장 신경이 쓰였는데 어느 날 기저귀를 갈다 보니 둔부에 조그만 물집이 생겨 있었다. 방을 너무 뜨겁게 해놓은 상태에서 장시간 한 자세로 누워있다 보니 화상을 입은 것 같았다. 연고를 발랐으나 며칠 후에 살이 헤지면서 결국 상처가 되고 말았다.

수입의약품 코너에 가니 마침 외국에서 들어온 욕창 치료용 반창고가 있었다. 일반 반창고처럼 생겼고 아주 큰 것도 있어서 상처부위에 붙여 놓기만 하면 분비물을 흡수하여 새살을 돋게 하는 역할을 해 준다고 했다. 값은 일반 반창고보다 몇 배가 비쌌다. 다행히 욕창은 그 선에서 더 번지지 않았고, 3일에 한 번 정도 그 치료용 반창고를 갈아 붙이면 되었다.

시어머니가 발병하기 몇 해 전에 내가 양재를 배웠기 때문에, 동대문 포목시장에 가서 순면을 끊어다 잠옷을 만들어 입혔다. 겨울에는 융으로, 여름에는 시원한 면으로 잠옷을 만들고 화학섬유 옷은 일체 입히지 않았다.

몸이 조금 좋으실 때는 미용실에 모시고 가기도 했지만, 간병을 하면서부터는 미용 가위를 사다가 목욕을 시키면서 대강 커트를 했다. 그런대로 어색하지는 않았지만, 미용사 자격도 없는 내가 커트를 하고 있으면 불안하기도 했을 텐데 어머니는 잘 참아 주었다.

내가 하는 일은 조금도 못 미더워하는 부분이 없었다. 오히려 당신 딸이 와서 무엇을 하려 하면 선옥엄마한테 물어보고 하라는 식으로 내게 신뢰를 보였다. 흔히 주변에서 보면 치매를 앓고 있는 대부분의 노인들이 며느리에게 욕을 하고 때리는 등 과격한 행동을 한다는데 시어머니는 끝까지 내게 의지했다.

무슨 일이든 며느리인 나에게 물어보라 했고, 다른 사람의 말은 쉽게 받아들이지 않으면서도 내 말엔 마음을 열곤 했다.

또 감사할 일은 동네에서나 아는 사람들한테 절대로 며느리 험담을 하지 않았다는 것이다.

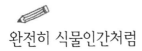

완전히 식물인간처럼

어느 날부터 시어머니는 완전히 말을 잃었다. 억지로 시켜야 한 마디 겨우 할 정도로 일절 입을 열지 않았다. 식사 때, "맛있어요? 어머니?" 하고 물어도 반응없이 무심히 입만 벌릴 뿐이었다. 수저를 갖다 입에 대면 아기처럼 잘 받아 드시기는 했으나 여전히 사레가 들릴까 봐 조심스러웠다.

누가 찾아와서 인사를 하면 그저 눈맞춤을 할 뿐이었고, 늘 자는 편이었다. 하루에 두어 번 시어머니를 일으켜 가슴에 안고 등을 두드리고 손발도 주무르면 시원해 했다.

피골이 상접하다는 말을 실감할 수 있었다. 연세로는 할머니가 되는 나이가 아닌데도 틀니를 뺀 입이 완전히 합죽이처럼 오그라져 호호백발 할머니처럼 보였다. 점점 눈의 초점을 잃어 갔으며, 살아 있다는 의미를 찾을 수 없을 만큼 먹고 배설하는 외에 죽은 거나 다름없는 나날을 보내고 있었다. 내가 잠시라도 안 보이면 그토록 불안해 하던 어린아이

같던 마음도 없어지고, 어디가 아프다고 하소연하는 일도 없었다.

날씨가 더워짐에 따라 자주 시켜야 하는 목욕이 제일 힘든 일이었다. 거의 누워만 있은 때문인지 앉혀도 허리가 제대로 버텨 주지를 못했다. 뼈만 남은 육체가 너무나 처참해서 내가 목욕을 시킬 때면 남편은 시어머니를 안고 수도 없이 한숨을 내쉬곤 했다. 남편은 세세히 감정 표현을 안 하는 사람이지만 막상 자신의 어머님의 나신을 안고 있으면서 느끼는 감회는 핏줄이 흐르지 않는 나보다는 더 애절하리란 생각이 들었다. 목욕을 끝내고 같이 땀으로 뒤범벅이 된 상태에서 남편은 내게 전에 없이 미안하다는 말을 자주 했다.

치매로 인한 사망

치매 환자의 사망률은 정상인의 1.3배~3.5배이며, 미국의 경우 성인 사망 원인 중 4위를 차지하고 있다. 가장 흔한 것이 감염질환으로, 노화로 인한 저항력 저하 및 부적절한 영양관리와 생활관리가 원인이 되어, 폐렴이나 방광염과 같은 질환이 자주 발생하게 된다. 그 외 치매로 인하여 노인성 질환인 당뇨나 고혈압을 제대로 치료받지 못하게 됨에 따라 합병증 즉, 심장질환이나 신장질환 혹은 혈관성 질환이 발생하거나 악화되어 사망할 수도 있다.

영양부족으로 인하여 사망하거나 욕창이 진행되어 사망하기도 한다. 치매가 진행되면서 현실 판단력이 떨어지기 때문에 사고로 인하여 사망하게 되는 경우도 많다. 특히 치매가 심해지면 삼키는 능력이 저하되어 음식과 물이 폐로 흡입되어 반복적으로 폐렴에 걸리게 된다. 그리고 움직일 수 없어 자리에 눕게 되어 욕창도 빈번히 발생한다. 대소변도 전혀 가릴 수 없게 되어 소변 튜브를 끼게 되는 경우가 많고 이로 인한 요로감염도 자주 생기게 된다. 치매는 서서히 진행되어 발병부터 사망까지 이르는 기간은 평균적으로 7년 내지 10년 정도 걸린다.

결국 치매 환자의 사망 원인은 치매 자체보다 위에서 언급한 합병증 즉, 폐렴, 욕창, 요로 감염 등에 의해 이차적으로 세균이 피로 퍼져 들어가서 자라는 패혈증으로 진행되어 사망하는 경우가 대부분이다. 양기화 저 〈치매, 나도 고칠 수 있다〉

삶과 죽음의 그림자를 확인하며

밤에 자다가 화장실에라도 가게 되면 시어머니의 방으로 가서 호흡을 점검했다. 아침에 일어나서도 혹시나 하는 마음에 조마조마한 마음으로 문을 열게 되고, 어쩌다 기척이 없을 때는 흔들어 숨소리를 확인하는 불안한 하루하루가 이어졌다.

병원에 모시고 간다 해도 회생하기는 어려운 일이었다. 어머니가 특별히 괴로워하거나 아파하는 상태가 아니라서 보호자인 나만 의사를 만났는데, 이미 뇌가 많이 상해서 회복이 불가능하니 그냥 섭생만 잘해드리라는 말 뿐이었다.

하루 두 개의 유산균 음료와 끼니에는 죽을 드렸으나 양이 점점 줄어들고 수저를 입에 대도 입을 열지 않기까지 했다. 사레가 들려 호흡이 불규칙해지고 얼굴이 파랗게 질리는 경우도 있어, 그렇게 숨이 멎는 상황이 올까 봐 신경을 곤두세웠다.

머지않아 돌아가실 것 같은 예감이 들어 웬만한 외출은 자제하고 가까이에서 어머니를 살피고 있었다. 딸애가 고 3, 아들이 고 2여서 입시생을 둔 상황이었지만 아이들한테는 자연 소홀할 수밖에 없었다. 이제는 어떻게 해서라도 아이들에게 지장이 없게 큰일을 넘기기를 바랄 뿐이었다.

6월 말로 접어들던 어느 날이었다. 날씨가 더워 면으로 만든 얇은 옷을 입히고 자세를 돌려 눕히는데 옆으로 눕히기 위해 등을 보이게 몸을 젖히는 순간이었다.

척추의 양쪽 뼈가 방바닥에 닿는 부분이 목 부분에서부터 허리까지 마치 까만 쌀알을 뿌려 놓은 것처럼 피부조직이 상해 가고 있었다. 순간 나는 온 몸에 소름이 쫙 끼쳤다. 척추를 따라 두 줄로 거뭇거뭇한 점이 나란히 찍혀 있는 모습을 어디에 비유할까. 바나나가 상하려고 노란 껍질에 거뭇거뭇한 점이 생기며 썩어 가는 모양과 색깔 그대로였다.

날씨는 덥고 이대로 몸이 썩어 간다면 어떻게 감당해야 할지 앞이 캄캄했다. 욕창 방지 매트를 깔고 수시로 몸을 살폈어도 그런 모습은 그 날이 처음이었다. 며칠 가지 않아서 몸이 여기저기 썩어 들어간다면 어찌할까? 병원으로 모셔야 하나. 이젠 모든 것이 끝이구나, 싶었다.

시시각각으로 괴사하고 있을 근육의 조직들은 혈액순환이 안 된다는 증거였는데, 이럴 바에는 하루라도 빨리 마지막 가실 길로 가시게 하는 것이 진정한 효도가 아닐까 하는 냉정한 생각이 들기 시작했다. 단순히 심장만 살아 며칠을 연장하는 삶이 무슨 의미가 있을까? 나 자신이 이런 경우라면 어떤 길을 선택할까 하는 지극히 이성적인 생각이 들기 시작했다.

점심을 챙겨 드리며 보니 눈에 띌 정도로 반응이 미약했다. 입을 벌리는 모습도 맥없고 삼키는 힘도 약했다. 그래도 음식을 드려야 하나 생각하면서 죽을 한 숟갈 한 숟갈 떠 넣으며 시어머니의 의식을 살폈다. 부르면 대답은 없지만 분명히 의식은 있었다. 내가 손을 잡고 만지작거리니 내 손을 잡는 힘이 미약하게나마 느껴졌다.

상을 물리고 난 후 나는 시어머니의 손을 잡고 내가 생각해도 당돌한 말을 중얼거리고 있었다.

"어머니! 이대로 편안히 아버님 곁으로 가세요. 집은 아무 걱정 안 하셔도 제가 잘 해 나갈게요. 힘드시면 편안히 눈 감으세요. 아버님 곁으로 가고 싶다고 말씀하셨죠. 편안히 가세요. 어머니!"

나는 솔직한 심정으로 시어머니에게 말했다. 근육이 흐물흐물 썩어들어 처참해지느니, 이대로 지금 가시는 편이 차라리 낫다고 생각했다.

며칠 안으로 큰일을 당하겠다는 예감에 시누이와 시동생에게 연락을 취하고 가까운 친지들에게도 알렸다. 김치를 담그는 등 머지않아 닥칠 장례 준비를 하지 않을 수가 없었다.

병원으로 모셔야 할지 그대로 며칠을 두고보아야 할지를 남편과 의논했다. 병원에 모시고 가면 여러 가지 기초검사들이 또 어머니를 괴롭히기만 할 것이라는 결론에, 그냥 집에서 모시는 게 좋다는 쪽으로 의견이 모아지고, 며칠간 가까운 친지들에게 어머니의 마지막 모습을 보게 했다.

하루가 다르게 의식이 흐려지는 것을 알 수 있었다. 시누이가 와서 엄마를 아무리 외쳐 불러도 반응이 없다가, 며느리 어딨어요? 하면 그래도 내 쪽은 쳐다보는 듯 했다. 이제는 며칠 못 가겠다는 것을 확연히 알 수 있었다.

나도 오랜 간병에 시달려서인지 시어머니의 처참한 몰골이 안타까울 뿐 더 사시게 해야 한다는 절박함 같은 것도 없었다. 가까운 친지들도 어서 가시게 해야 한다는 쪽으로 마음이 모아졌다.

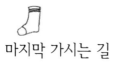

마지막 가시는 길

시어머니의 상태는 더 이상 지체할 수가 없게 되었다. 혹시라도 집에서 운명을 하면 무더위에 장례 모실 일이 암담해서 병원으로 모시기로 했다. 119 구급차를 불렀다. 오랫동안 누워 있었던 탓인지 가는 동안 벌써 호흡곤란이 왔다. 병원에 도착해 담당의사와 상담을 하고 우선 응급실에 눕히고 산소튜브를 연결했다.

응급실은 언제나 어수선하지만, 그 날도 교통사고 환자로 아수라장이었다. 시어머니 담당인 정신과 의사가 와 바로 기초대사를 체크했으나 상태는 최악이었다. 갑자기 움직이는 탓에 더 상태가 안 좋아져 산소튜브를 연결하고 난 후 시어머니는 완전히 의식을 잃었다.

입원실은 며칠을 기다려야 할 상황이었고 그나마 응급실에 빈 침대가 있어 그 밤을 보냈다.

다음 날 아침 응급실에서는 집으로 모시고 가 조용히 임종을 맞는 것이 어떻겠냐고 했다. 하지만 산소튜브를 빼면 그대로 호흡이 멎을 상황인데 도저히 그렇게는 할 수가 없었다. 응급실은 특성상 응급환자를 받는 곳이지 임종을 앞둔 환자가 거할 곳이 못 된다는 당연한 설득이었지만, 남편은 담당의사에게 당신이라면 튜브를 뺄 수 있겠느냐 따져 물었다. 응급실은 점점 복잡해졌다. 병실이 없어 입원을 할 수도 없었고, 의사는 의사대로 난처한 입장을 설명하며 그냥 모시고 가 주기를 종용하는, 말도 안되는 상황이 되었다. 하지만 산소호흡기를 빼는 행동을 감히 누가 할 수 있겠는가?

어느덧 또 하루를 보냈다. 시어머니는 산소호흡기에 의지해 겨우 숨만 쉬고 있었다. 시누이는 아이들 등교때문에 집으로 돌아가고 시동생은 병원 휴게실에서 쉬고 있었다. 당직 의사는 오늘은 제발 집으로 모셔가 달라고 또 성화를 부렸다. 산소를 빼면 얼마나 견딜 수 있느냐 물으니 장담할 수는 없지만 금방 돌아가시지는 않는다고 했다. 남편과 나는 할 수 없이 어머니를 집으로 모시기로 결정을 했다.

시어머니를 119 구급차에 태우고 다시 집으로 향했다. 시동생은 어디 갔는지, 응급실 주변을 아무리 둘러보아도 없었다. 남편은 우리 차를 운전하고, 나 혼자 구급차에 타 시어머니를 팔베개해 안고 집으로 향했다. 병원에서 집은 불과 10여분이면 닿을 거리였지만, 운전기사에게 환자가 위독한 상태이니 천천히 가달라고 부탁했다. 남편이 앞서 가고 있는 중이었다.

구급차가 원효대교를 건너 전자상가에 막 진입할 무렵, 시어머니가 숨을 몰아쉬고 있었다. 덜컥 겁이 나서 운전기사에게 호흡이 안 좋으니 어떻게 하냐고 물었지만 기사는 그냥 가자고 했다.

나는 다급히 시어머니 심장을 마사지하며 어머니를 외쳐 불렀다. 숨은 곧 끊어질 것 같았다. 기사에게 다시 병원으로 가자고 했으나 기사는 달리는 중에 차를 돌릴 수 없다며 조금만 있어보라고 했다. 그러나 전자상가 끝에서 유턴을 할 즈음 집을 200여 미터 앞에 놓고 시어머니의 호흡은 긴 심호흡을 끝으로 멎어 버렸다. 내 팔에 팔베개를 한 채였다. 먼저 도착하여 주차를 하던 남편이 뒤따라 온 구급차에서 들려오는 내 외마디 비명에 달려왔다.

그렇게 시어머니는 내 팔에 안긴 채 눈을 감았다. 당신 딸은 집으로 갔고, 그렇게도 아끼던 막내아들은 어디에 있는지 찾지도 못했다. 묘한 인연인지 시아버지 때도 나 혼자 임종을 지켰는데 시어머니 또한 내 품 안에서 마지막 숨을 거둔 것이었다.

주차하던 차를 돌려 남편이 앞서고, 구급차는 나와 이젠 생명이 없는 어머니를 싣고 다시 병원으로 갔다. 사망확인서를 받아야 했기 때문이었다.

영안실에 가니 빈소가 또 만원이었다. 여름 한낮 더위가 절정에 달하는데 집에서 장례를 치르기는 어려운 일이었다. 병원에서는 영안실에 시어머니 시신만 안치해 두고 다음 날 빈소가 나면 하루 동안 문상을 받는 게 어떠냐 해서 그대로 따를 수밖에 없었다. 어머니를 냉동실에 안치해 둔 채 식구들은 집으로 돌아와 장례준비를 했다.

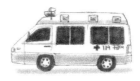

한 줌 흙으로…

다음날 문상이 시작되었다. 장마 또한 막 시작되어, 그야말로 양동이로 퍼붓는 것처럼 폭우가 내렸다. 경기 이북지방으로는 산사태가 심하게 나서 공원묘원들이 휩쓸려 내려간다는 뉴스도 나왔다. 시어머니는 천안 공원묘원에 시아버지와 합장을 하기로 되어 있었다.

장대비가 심하게 오는 탓에 문상 오는 친지들의 고충이 말이 아니었다. 어머니는 처참한 모습으로 인생의 황혼기를 불행하게 사시더니 마지막 이승을 떠나 흙 속에 묻힐 때까지도 모든 것이 여의치 않은 듯 했다.

비는 하루 종일 쉼 없이 퍼부었다. 장례는 가뜩이나 분위기가 음산한데 비까지 심하게 내리니 마음이 착잡했다. 그렇게 심하게 내리는 비는 일찍이 본 일이 없을 정도였다.

빗줄기가 물을 들이붓듯이 왔기 때문에 집에는 지붕 기와골이 넘쳐 난리라고 했다. 집에서 친구들이 음식 마련을 도와주고 있었는데 현관 천정이 새고 폭우 때문에 전기까지 나가서 아수라장이라 어머니를 장지로 모실 때만큼은 비가 그쳐 주기를 마음속으로 빌고 또 빌었다.

입관을 했다. 시어머니 시신은 너무나 처참해서 말로 표현할 수가 없을 정도였다. 뼈만 앙상한 몸에 수의를 입히는데 욕창 치료용 반창고를 떼어낼 때는 살점이 그대로 묻어나와 내 살점이 뜯기는 것 같았다.

입관하는 내내 남편은 남자임에도 정말 애닳게 울었다. 곁에서 지켜본 사람이 먼 발치에서 본 사람보다 슬픔이 크다는 사실을 증명이라도 하듯, 평소에는 상상할 수 없는 모습을 보였다. 어머니를 잃었다는 상징적인 것보다는, 곁에서 보아온 그 분의 마지막 삶에 대한 연민이리라. 나도 그간의 회한이 한꺼번에 밀려오면서 비오듯 눈물이 흘렀다.

장지로 가는 날, 서울 이북은 폭우가 내리는데 시어머니가 묻히게 될 서울 이남은 화창했다. 그나마 얼마나 다행인지 몰랐다.

어머니는 예정대로 시아버지와 합장했다. 그렇게 가실 인생 – 충분히 즐거울 수 있었던 삶이 왜 그렇게 힘들게 뒤엉키고 말았었는지. 이제야 시어머니가 영원한 쉼을 얻었다 생각하니 아등바등 사는 삶들이 갑자기 부질없게 생각되었다. 그토록 절약하고 지독하다는 소릴 들으면서 살아 왔어도, 마지막 가는 길은 빈 몸으로 흙 속에 묻히고 마는 것을 생각하니, 삶이란 과연 무엇일까를 생각하며 착잡한 기분이었다.

집으로 돌아오는 내내 차창으로 스치는 사물들과 사람들이 모두 허망하게만 보였다.

간병일기를 끝내면서

7년 동안 치매를 앓는 시어머니를 곁에서 지켜본 사람으로서 세상의 모든 남편에게 이런 말을 하고 싶다. 아내에게 스트레스를 주지 말라고. 왜냐하면 치매는 남성보다 여성이 걸릴 확률이 더 높고, 만약 아내가 치매에 걸리면 남편이 그 수발을 어떻게 감당할까 여간 걱정이 아니기 때문이다.

치매와 스트레스는 분명 상관관계가 있다. 적당한 스트레스가 정신건강에 좋다고는 하지만 지나친 스트레스는 뇌의 위축을 가져 온다 한다. 시어머니도 병원을 찾았을 때는 정상인보다 많이 위축되어 있었다.

나는 치매라는 병때문에 시어머니와 연극 같은 생활을 하면서, 만약 시아버지가 살아계셔서 시어머니의 치매증상을 곁에서 지켜 보았다면 그 불같은 성격 때문에 병세보다 먼저 홧병으로 세상을 떠났을 거라는 생각이 들었다.

솔직히 시어머니의 치매는 시아버지가 일조를 한 부분이 있다. 유전적 요인도 있고 본인의 성격 탓도 있겠지만, 살아온 날들의 이력이 개인에게 미치는 영향이 크다고 본다. 가정은 가족 모두에게 화목한 보금자리여야 한다는 것, 일방적 희생이 있어 한 쪽이 불만스러우면 그 응어리가 우울증이나 치매로 발전할 수 있다는 것을 절실히 느꼈다.

또한 폭넓은 인간관계를 구축하고 항상 긍정적으로 살 수 있도록 스스로 삶의 방식을 조절할 필요가 있다고 생각한다. 주위에서 보면 말이 없고, 혼자 있기를 좋아하고, 대인관계가 원만하지 못한 분들이 치매로 고생하는 경우를 종종 보게 된다.

특히 웃음을 잃지 않는 사고가 필요하다고 생각한다. 웃을 수 있다는 것은 작은 일에 만족할 수 있는 마음의 여유가 있음을 의미한다. 욕심을 내면 항상 부족하고, 마음을 비우면 풍족해지지 않을까? 내가 본 시어머니는 항상 부족함에 연연하며 불만에 차 있어 보는 사람까지 힘들게 했었다.

어느 날 조용히 스스로를 돌아보며 남이 갖지 못한 나만의 행복을 찾아보자. 나는 건강한 육체를 가지고 있지 않은가. 아이가 없어서 고민하는 집도 있는데 자식 복, 식구 모두가 건강한 복, 실업 시대에 실직을

당하지 않은 복. 하나하나 돌아보면 너무 많은 것을 가지고 있음을 발견하게 될 것이다.

시어머니는 비록 힘들게는 했지만, 내게 많은 것을 베풀고 떠나셨다. 최선을 다했다고는 말하기는 어려우나 며느리로서 의무는 다하려고 나름대로 노력했지만, 감당하기 버겁게 느껴지는 순간마다 얼마나 많이 불손한 태도를 보였는지 모른다.

그때문에 시어머니를 여의고 한동안 심한 우울증에 시달렸다. 겉으로 증세가 드러나는 정도는 아니었지만, TV에서 치매와 연관되는 드라마 같은 것을 보면서도 눈물을 펑펑 쏟곤 했다.

시어머니와 함께 했던 날들을 떠올리면 후회스러운 일 뿐이었다. 큰 소리 치고 덤볐던 일, 마음속으로 미워했던 것때문에 특히 괴로웠다. 아는 친지나 친구들에게 시어머니 얘기를 하려면 나도 모르게 목이 먼저 메어오곤 했다.

TV의 '아침 마당' 이라는 프로그램에서 어른들이 나오면 시어머니 생각이 났고 그럴 때마다 펑펑 눈물을 쏟아대서, 아들은 엄마, 그런 것 자꾸 보지 말라며 면박을 주었다. 주위에서 나를 아는 사람들은 하나같이 치매 시어머니를 그렇게 잘 모신 며느리는 없을 거라고 위로했지만 그런 말을 들을 때가 더 괴로웠다. 시어머니는 나를 효부로 만들고 돌아가셨지만, 그 말이 좋게 들리지만은 않았다. 마음에서 우러나와 정성과 성의를 다했다고는 내 스스로 인정할 수 없기 때문이다.

성격이 유난스럽고 무엇이든지 남 탓을 잘하는 어머니로 인하여 시집살이 내내 섭섭한 감정이 심연에 깔려 있었지, 어머니를 진심으로 대한 적이 별로 없었다. 다만 며느리이기 때문에 본분을 어기지 않으려 노력했던 것뿐이었다. 그러나 돌아가신 뒤로 세월이 갈수록 시어머니의 입장이 조금씩 이해가 되고 나도 어머니와 마찬가지인 여자의 생을 살고 있다는 것만으로 연민이 생긴다.

백번을 돌이켜 보아도 죄송스러운 점이 한 두 가지가 아니지만 내가 시어머니를 품었던 것보다 시어머니가 나를 품은 정이 훨씬 깊고 넓었다는 것이 느껴지면서, 몸 둘 바를 모르겠다. 나는 나중에 며느리에게 그럴 수 있을까 자문해 봐도 지금으로서는 힘들 것 같다.

내일을 알 수 없는 나의 여생은 과연 어떻게 흘러갈까 생각하게 된다. 시어머니도 그렇게 되고 싶어서 된 것이 아니기에, 인생을 어떻게 살아야 잘 산다고 할 수 있을지, 미래가 안개 속에 갇혀 있는 느낌이다. 다만 현재의 모든 것을 긍정적으로 바라볼 수 있도록 내면을 다독이는 것만이 내일의 삶을 위해 할 수 있는 최선의 길이라는 생각이다.

7년 동안의 치매 간병을 통해 나름대로 얻은 치매 예방의 지혜와 자작 시 한 편을 선물로 드린다.

오감을 최대한 활력 있게 써라

1 평소 사용하지 않은 손을 사용하라. 이를 닦거나 바느질을 할 때 왼손을 사용해 본다. 마우스도 평소 사용하는 방향과 반대쪽에 놓고 사용한다. 한 손으로 단추를 잠근다.

2 주위 환경을 바꾼다. 방이나 부엌 물건 재배치, 화장실의 쓰레기통을 다른 위치로 옮겨 놓는 것도 같은 장소에만 익숙해 있던 뇌를 자극하는 데 도움이 된다.

3 수신호를 만들어라. 손가락을 이용한 그림자놀이, 수화를 배우는 것은 뇌의 운동·시각 능력을 활성화하는 데 도움이 된다.

4 눈을 감은 채 익숙한 일을 하라. 예를 들면 눈을 감고 손가락의 감각만으로 동전을 분류하는 동작은 뇌를 자극해 준다.

5 퍼즐놀이를 하라. 십자말풀이는 어휘능력을 유지하게 할 뿐 아니라 공간 지각력을 키우는 데도 좋다.

6 함께 책을 읽는다. 친구나 가족과 교대로 책을 소리 내어 읽는 시간을 갖는다. 눈으로만 읽는 활동에 비해 뇌를 훨씬 많이 사용하게 된다.

7 냄새를 맡는다. 흔히 냄새를 맡을 경우 과거의 어떤 추억이 떠오르는 것처럼, 냄새 맡는 것은 기억 저장과 감정 처리와 관련되는 뇌의 부분에 직접 작용한다.

8 새로운 소식을 주위 사람들에게 전하라. 매일 새로운 일을 찾아내고 그것을 다른 사람에게 들려 주는 습관을 기르도록 한다. 이 활동은 관찰과 기억 능력을 향상시킬 것이다.

9 산책을 즐겨라. 노인 가운데 규칙적으로 걷기를 하는 사람들 중에서는 계획, 스케줄 짜기, 업무 조정 등의 행정적 기능이 비약적으로 증가하는 것을 보고하는 예가 있다. 역도와 같은 근력강화 운동과 에어로빅과 같은 유산소운동을 결합한 운동프로그램은 인지기능을 크게 향상시킨다는 연구도 있다.

어머니께 바치는 시

누가 당신의 솜씨를 앗아 갔나요
그토록 정갈했던 손끝에서
허무의 비늘이 툭툭 떨어져 내렸습니다

누가 당신의 총기를 앗아 갔나요
별처럼 총총하던 기억들이
겹겹의 먹구름이 되어

눈도 눈이 아니고
귀도 귀가 아니며
어처구니없는 떼쟁이처럼
마음은 또 어디를 그토록 헤매셨습니까

현실을 잊어버린
몹쓸 당신의 꿈속에서
하루하루 잦은 투정으로
저도 몹쓸 꿈을 꾸었습니다

지금은 아시나요

당신이 부르던 '밥하는 아주마이'가

헉헉 숨이 차던 당신의 맏며느리 인 줄을

이제 비로소 평안을 찾은 어머님

당신을 생각하면

진정한 어버이로 뫼시지 못한 회한이

서리 내린 세월의 흔적 위에

소슬바람으로 불고 있습니다

어머님!

용서하소서

철없던 며느리의 투정들을…

(2005년 KBS-R '정애리의 〈라디오 간병인〉' 출연시 낭송했던 시)

〈신동아〉에 게재된 당선소감

70여년을 해로하다 치매를 앓는 아내와 함께 일부러 세상을 등진 노부부의 안타까운 사연을 접할 무렵 뜻밖의 당선 소식을 받았습니다. 지구촌에서 가장 빠르게 고령화 사회로 접어들었다는 우리나라의 현실에서 황혼의 악령처럼 다가오는 치매로 고생하는 노인이 늘고 있습니다. 치매로 자아를 잃어버린 채 살아간다는 것은 본인은 물론 가족에게도 커다란 고통이며 불행입니다.

저의 시어머니께서는 65세부터 치매로 7년을 사시다 돌아가셨습니다. 시어머니의 곁에서 함께 겪어온 나날들은 제게 하루하루 관객 없는 연극의 연속이었습니다. 한치 앞의 일도 가늠할 수 없이 순간순간을 긴장 속에 살아야 했습니다.

그러나 시어머님이 돌아가신 후, 힘들어했던 만큼 허탈감이 앞섰습니다. 시어머니와 며느리 사이에 지켜야 할 예의나 규범조차 모두 뒤엉켜 때로는 불손한 태도로 임했던 지난날들이 회한이 되어 가슴을 짓눌렀습니다. 그 회한들을 하나하나 되짚어 시어머니께 속죄하는 마음으로 이 간병기를 썼습니다.

부족한 글을 뽑아주신 심사위원님께 감사드리며 힘든 나날 함께했던 남편과, 지금은 성인이 되었지만 입시공부에 한창 힘들 때 엄마로서 제대로 보살펴 주지 못했어도 꿋꿋하게 버텨 준 딸 선옥이와 아들 홍선이에게 고마움을 표하며, 지금은 고인이 되신 시어머니께 이 영광을 돌립니다.

(2004 년 11 월 01 일)

치매 관련 의학정보 요약

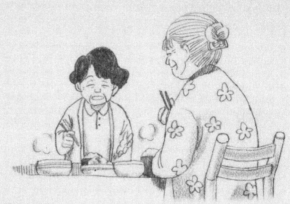

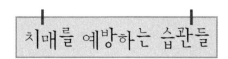

치매를 예방하는 습관들

1. 손을 많이 움직이자. 손은 제 2의 뇌. 젓가락 사용과 종이학 접기 등 손을 움직이는 것이라면 무엇이든 좋다.

2. 게임을 즐기자. 고스톱이든 바둑이든 즐거운 게임은 두뇌를 자극한다.

3. 언어중추를 자극하자. 독서와 편지쓰기를 권한다.

4. 즐겁게 대화를 나눌 수 있는 지인들과 자주 만나자.

5. 긍정적으로 생각하자. 부정적, 비관적인 생각은 기억회로를 닫는다.

6. 발품을 많이 팔자. 많이 움직일수록 뇌혈관을 깨끗하게 유지할 수 있다.

7. 물을 자주 마시자. 물은 혈액을 묽게 만들어 뇌혈액이 잘 돌게 만든다.

8. 토코페롤 등 비타민제를 복용하자. 토코페롤은 뇌 혈액순환을 도와 치매를 예방하며 비타민은 뇌세포의 노화를 억제한다.

9. 혈압을 다스리자. 고혈압은 뇌혈관 손상을 가져오는 가장 큰 적이다.

10. 혈당을 점검하자. 당뇨는 뇌혈관 염증을 초래해 치매를 악화시킬 수 있다.

11. 담배를 피우지 말자. 흡연은 기억중추까지 마비시킨다.

12. 머리를 부딪치지 않도록 주의하자. 권투나 낙상 등 머리에 충격을 주면 뇌세포가 파괴된다.

13. 억지로 두뇌를 사용하지 말자. 좋아하지 않는 일에 머리를 쓰면 치매가 악화된다.

14. 기름진 음식을 피하자. 콜레스테롤이나 지방은 뇌혈관에 축적돼 치매를 유발한다.

15. 과식하지 말자. 과식은 노화를 부추기는 확실한 요인이다.

16. 과음하지 말자. 하루 석 잔 이상의 술은 기억중추를 서서히 갉아먹는다.

17. 불규칙한 생활을 하지 말자. 뇌는 규칙적인 상황에서 가장 편안하다. 불규칙한 생활일수록 뇌의 부담이 증가한다.

18. 스트레스를 줄이자. 얼굴을 찡그릴수록 기억중추도 위축된다.

19. 함부로 약물을 먹지 말자. 몸에 좋다고 이 약 저 약 먹다 보면 약물 부작용으로 뇌기능이 떨어진다.

20. 짜게 먹지 말자. 소금은 혈압을 올려 치매를 악화시킨다. 외신기사

건망증 예방을 위한 생활수칙 10계명

1. 자신을 신뢰하라.

2. 외우고자 하는 것을 의식적으로 선택하라.

3. 정말로 외워야만 하는 것에 최대한 집중하라.

4. 주위 환경을 산만하지 않도록 하라.

5. 당황하지 말고 충분한 휴식을 가져라.

6. 모든 감각 즉 오감(시각, 청각, 후각, 촉각, 미각)을 동원하라.

7. 체계적으로 정리하는 습관을 가져라.

8. 기억력에 나쁜 영향을 미치는 요인들이 무엇인지 생각하고 이를 피하도록 노력하라.

9. 가급적 편안한 마음을 가지도록 노력하라.

10. 항상 웃고 좋은 추억을 쌓도록 노력하라.

※건망증과 치매

인간의 뇌는 30대가 지나면 점차 뇌세포의 기능이 떨어진다. 한번 파괴된 뇌세포는 다시 재생되지 않지만 인간의 뇌세포는 상상할 수 없을 만큼 많아 나이 변화로 인한 감소로는 일상생활에 지장이 없다. 즉 건망증은 단순한 기억장애일 뿐 다른 지적 기능은 문제가 없다. 이와는 달리 치매는 어떤 병적인 원인에 의해 뇌세포가 급격히 파괴되는 것을 말한다. 치매환자는 사고력이나 판단력에 문제가 생기며 성격도 변하지만 자신은 의식하지 못하는 경우가 대부분이다.

※건망증 유발하는 요인

건망증의 원인은 다양하지만 크게 나이와 심리적인 요인, 환경 등에 영향을 받는다. 나이가 들수록 기억력이 떨어지는 것은 당연하지만 두뇌활동 정도나 형태에 따라 차이가 있다. 남성보다는 여성이, 지적활동이 낮은 사람일수록 기억력 감퇴가 뚜렷하다. 특히 지속적인 스트레스와 긴장은 뇌세포의 피로를 초래해 건망증을 악화시킨다.

※주부 80%가 건망증 경험

건망증은 젊은층보다는 40대 이후 중·장년층에서, 남성보다는 가사에 종사하는 여성들이 상대적으로 많다. 통계에 의하면 건망증 환자의 60% 이상이 여성이고 주부 중 80% 이상이 건망증을 경험한다. 주부 건망증의 주요 원인은 심리적 요인과 출산·폐경 등으로 인한 신체변화. 이는 대부분의 여성이 가사와 육아라는 단순노동에 매인 결과라는 것이 전문가들의 분석이다. 출산 후 주부들에게 건망증이 특히 심한 까닭은 출산시의 급격한 호르몬 변화로 뇌기능에 일시적인 혼란이 올 뿐 아니라 육아라는 새로운 스트레스가 집중력 저하를 초래하기 때문이다.

※건망증 어떻게 대처하나

우선 단순한 건망증을 너무 심각하게 생각하지 않는 것이 좋다. 지나치게 뇌를 혹사한 경우에는 적절한 휴식이 필요하며 반대로 너무 지적인 자극이 없을 경우에는 적당한 자극을 주는 것이 기억력 향상에 도움이 된다. 신체를 단련하듯 두뇌에도 운동이 필요하다. 하루 1시간 가량 신경세포를 자극하는 운동을 하면 기억력 감퇴를 줄일 수 있다. 특히 신문을 읽거나 독서, 바둑, 장기, 게임 등 지적인 훈련이 좋다. 건망증이 심한 경우에는 메모하는 습관을 갖는 것이 좋다. 발을 열심히 사용하는 것도 말초신경을 자극해 건망증을 퇴치할 수 있는 좋은 방법이다. 이와 함께 뇌파 중에 건망증을 유발하는 베타파를 감소시키는 대신 두뇌활동에 좋은 알파파를 증가시키는 것이 필요하다. 이를 위해 음악을 듣거나 영화를 감상하는 등 자신이 좋아하는 취미활동을 통해 '감성의 뇌'를 자극해야 한다. 뇌에 산소를 풍부하게 하고 뇌 세포 파괴를 막기 위해서는 운동을 꾸준히 해야한다. 야채와 과일 등을 충분히 섭취하는 것도 기억력 감퇴를 예방한다.

네이버 지식 백과, 한국치매협회 홈페이지

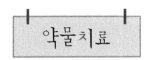

약물치료

치매는 매우 다양한 원인에 의해서 발생하게 되며 원인 질환별로 치료 방법이나 예후가 현저한 차이를 보이므로, 치료에 앞서 정확한 원인 진단이 내려져야 한다. 결핍성 질환, 대사성 및 중독성 질환 등, 치료 가능한 원인에 의한 치매의 경우라면 해당 원인 질환을 조기에 적절히 치료함으로써 치매도 함께 치료될 수 있다.

치매 원인의 절반 이상을 차지하는 알츠하이머병의 경우에는 질병의 경과 자체를 차단하거나 원래의 상태로 회복시킬 수 있는 치료제는 현재까지 개발되어 있지 못한 상태이므로 완치를 기대하는 것은 무리이다. 그러나 완치는 힘들다고 하더라도 증상을 개선시킬 수 있는 각종 약물치료, 정서적 지지, 환경 조절 및 행동적 접근, 가족 교육 등의 비약물적 치료 등을 통해 치매를 앓고 있는 환자나 간병하는 가족의 고통과 부담을 상당 부분 덜어 주는 것은 가능하다.

알츠하이머병과는 달리 혈관성 치매의 경우 증세가 심하지 않은 초기에 적극적인 치료를 시작할 경우 상당한 정도로 진행을 늦추거나 차단하는 것이 가능하며, 경우에 따라서는 시간 경과에 따라 회복되기도 한다. 또한, 혈관성 치매의 위험요인으로 알려지고 있는 고혈압, 당뇨병, 고지혈증, 비만, 흡연, 심장병 등을 미리 잘 조절할 경우 예방효과가 큰 것으로 알려져 있다.

※알츠하이머병을 중심으로 본 약물 치료

- 인지기능 항진제(cognitive enhancer)

① 콜린성 제제

콜린 분해효소 억제제 계통의 약물들은 알츠하이머병으로 저하된 시냅스 간극의 콜린 농도를 증가시켜 환자의 인지기능을 향상시킬 수 있다. 이 계통의 약물들은 병의 진행을 막을 수는 없으나 그 경과를 약 6개월에서 2년 정도 늦출 수 있으며 효과는 병의 초기와 중기에 큰 것으로 알려져 있다.

② 항산화제

산화과정에서 발생하는 독성 산소 라디칼이 알츠하이머병의 발병 기전에 관여하는 것으로 알려지고 있어 이를 억제할 수 있는 항산화제에 대한 연구가 많이 시행되었다. 항산화제에 속하는 비타민 E가 알츠하이머병의 진행을 지연시키는 데 효과가 있다는 것이 대규모 임상연구를 통해 밝혀져 현재 이들 약물이 임상에서 많이 사용되고 있다.

③ 수용체 길항제

글루타메이트가 작용하는 수용체가 알츠하이머병에서 비정상적으로 활성화되는 것을 막아 뇌의 학습 및 기억능력을 증진하고 병의 진행을 막을 수 있을 것으로 생각된다.

④ 기타 인지기능에 관여하는 약물들

이 밖에도 소염제, 에스트로겐 등의 호르몬제제, 신경 펩타이드 등 여러 가지 약제들이 일부 연구에서 치료효과가 있는 것으로 나타나기도 했으나, 부작용이 심하거나 일관된 치료 효과가 입증되지 못해 현재 임상에서는 별로 사용되고 있지 않다.

양기화 〈치매, 나도 고칠 수 있다〉, 한국치매협회 홈페이지

문제행동 조절을 위한 비 약물적 접근

1. 환경 조절

환경 조절의 기본 개념은 편안하고 지지적이며, 구조화된 환경을 마련해 주면 인지기능
이 저하된 치매 환자가 겪는 혼란이나 스트레스가 줄어들고 결과적으로 문제행동들도
줄어든다. 고려해야 할 주변 환경에는 소음, 주변 온도, 냄새, 가구, 현관문, 화장실 배치
등의 물리적 환경 뿐 아니라, 주변 사람들과의 관계, 최근 일어난 생활사건 등 사회 정
서적 환경도 포함된다.

또한, 치매 환자에게 나타나는 각종 문제행동들은 곧바로 사고로 이어져 환자 자신의 안
전을 위협할 수 있으므로 예상되는 위험에 대비한 안전 조치를 시행하는 것도 매우 중
요하다.

2. 행동 조절

행동 조절이란, 문제 행동 발생 전에 선행하게 되는 활동(유발활동)을 가능하면 피하고,
꼭 필요한 것이라면 시간을 조정하거나 변형시키는 것이다.

다소 복잡한 활동을 할 때 환자의 저항이나 공격성이 증가된다면, 활동을 단순화시키는
것만으로도 문제행동을 줄이는 데 도움이 된다. 이를테면 의복 착용의 경우 상하의를 입
고 일일이 단추를 채우는 것 대신, 원피스로 된 옷을 입고 찍찍이를 사용하는 것만으로
도 도움이 될 수 있다.

또, 아침에 세수할 때 문제행동이 나타난다면 세수 시간을 바꾸는 것이 도움이 되기도
한다.

※규칙적이고 리듬이 있는 일상생활

① 1일 일과표를 작성한다

치매상태가 되면 우선 일상생활을 영위해 나가는 데 자립성을 잃게 되어 규칙적인 생활을 할 수 없게 된다. 불규칙적인 생활은 때에 따라서는 주야가 전도되기도 하고 노인을 혼란시켜 간호하는 사람의 피로의 원인이 되기도 한다.

노인의 습관에 맞도록 1일 스케줄을 만들고 그것에 맞춰 생활할 수 있도록 도와준다. 규칙적인 생활을 하게 되면 노인의 혼란을 경감시키고 정신적 안정을 기할 수 있다. 또한 신체적인 불편에 대해 적절히 호소하지 못하는 노인의 병을 조기 발견하는 데 도움이 된다.

치매노인의 간호는 오래 걸리기 때문에 간호자도 피곤하지 않도록 자신의 1주일간 스케줄을 짜놓고 그것에 따라 생활을 해 나가도록 하는 것이 이상적이다.

② 남은 능력을 사용하도록 돕는다

치매노인이 되었다고 해서 아무 것도 할 수 없는 것은 아니다. 습관적으로 노인이 해 오던 일이나 일상적인 일들은 할 수 있는 부분도 있다. 여성이라면 빨래를 개는 일이나 감자를 깎는 일, 식기를 씻는 일, 청소, 풀 뽑기, 간단한 바느질 등은 할 수 있다. 그러나 남성은 의외로 할 수 있는 일이 없는 경우가 많다. 스스로 할 수 없다고 생각하기 때문이다.

일이나 운동, 놀이 등이 완전하게 잘되지는 않지만 주위 사람들의 도움만 있으면 치매성 노인이라 하더라도 간단한 일은 할 수 있다. 일상행동에 자신이 없는 노인이라 할지라도 자신이 즐겨 했던 일이나 놀이 등은 의외로 민첩하게 할 수 있고, 표정도 밝아지고, 같이 일하고 있는 상대방에게 친절하게 대하거나 말을 걸기도 한다.

적은 일이라도 역할이 있다는 것은 노인에게 있어서 중요한 일이다.

※일 · 운동 · 놀이를 할 때 유의할 점

① 노인이 할 수 있는 일을 선택한다.

② 단순한 것을 선택한다.

③ 같은 일을 반복한다.

④ 지지적으로 대해 준다.

⑤ 좋은 평가를 해준다.

⑥ 작업 후에는 꼭 감사의 말을 하도록 한다

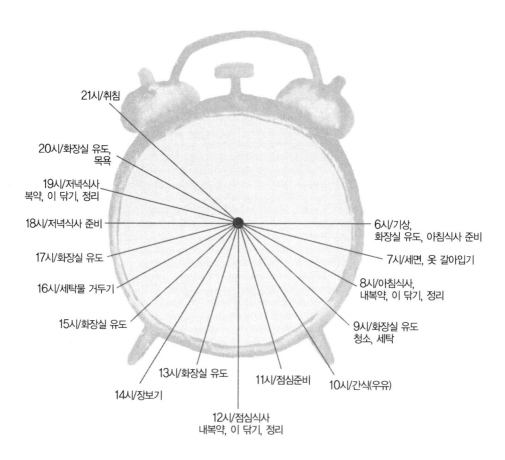

(예) 일과표

21시/취침

20시/화장실 유도, 목욕

19시/저녁식사 복약, 이 닦기, 정리

18시/저녁식사 준비

17시/화장실 유도

16시/세탁물 거두기

15시/화장실 유도

13시/화장실 유도

14시/장보기

12시/점심식사 내복약, 이 닦기, 정리

11시/점심준비

10시/간식(우유)

9시/화장실 유도 청소, 세탁

8시/아침식사, 내복약, 이 닦기, 정리

7시/세면, 옷 갈아입기

6시/기상, 화장실 유도, 아침식사 준비

네이버 지식백과, 월간 〈건강과 생명 〉

치매 치료와 예방에 새로운 길 열리다

치매의 특징적 증상인 베타 아밀로이드라는 독성 단백질이 뇌에 축적되는 이유가 밝혀짐으로써 치매의 예방과 치료에 새로운 길이 열릴 것으로 보인다. 미국 소크 생물학연구소의 앤드루 딜린 박사는 과학전문지 '사이언스' 최신호에 발표한 연구보고서에서, 베타 아밀로이드가 뇌에 지나치게 쌓이면 특정 단백질이 이를 청소해 없애지만 사람이 나이를 먹으면 이 단백질의 기능도 쇠퇴해 결국 치매가 발생하는 것으로 보인다고 밝혔다.

딜린 박사는 인간과 공유하는 유전자가 많은 선충(C. elegans)의 유전자를 조작해 근육에서 인간의 베타 아밀로이드가 만들어지게 한 결과 선충은 나이를 먹으면서 베타아밀로이드가 점점 축적되고 결국에는 머리를 제외한 온 몸이 마비되었는데 그 이유를 연구하는 과정에서 이 선충이 나이가 들기 전까지는 베타 아밀로이드의 과잉 축적을 막아주다가 늙으면 기능이 쇠퇴하는 두 가지 단백질이 있다는 사실을 알아냈다고 했다.

수명 연장을 조절하는 유전자(insulin/IGF-1)를 변형시켜 선충의 수명을 연장한 결과 베타 아밀로이드 축적에 의한 마비도 시기가 늦춰지는 것으로 확인됐다고 말하고, 그 과정에서 HSF-1과 DAF-16라는 두 가지 단백질이 베타 아밀로이드의 축적을 막는 기능을 수행하며, 수명이 연장되었을 때는 이 단백질의 기능 또한 연장된다고 했다.

딜린 박사는 HSF-1 단백질은 베타 아밀로이드가 과도하게 만들어지지 못하도록 원천적으로 막는 기능을 수행하고 DAF-16 단백질은 HSF-1 단백질의 힘이 쇠퇴해 베타 아밀로이드가 과잉생산 되었을 때 과잉 부분을 한 덩어리로 뭉쳐서 그 독성을 떨어뜨리는 역할을 하는 것이라고 말했다. 또한 인간을 포함해 모든 포유동물은 이 두 가지 단백질을 가지고 있다고 말하고 앞으로 쥐를 대상으로 실험을 실시할 계획이라고 밝혔다.

외신기사

지중해식 식사 치매예방에 도움

지중해식 식사법이 대표적 치매 질환인 알츠하이머병의 위험을 줄인다는 연구 결과가 나와 주목을 받고 있다. 이번 연구는 뉴욕 시민 인구 조사의 일환으로 이루어 졌으며, 4년 동안 뉴욕시 주민을 대상으로 그들의 건강 상태와 식습관을 조사한 것이다.

이 조사 결과 올리브 오일, 야채, 과일, 곡식과 생선 등, 적당량의 술을 먹고 유제품이나 고기의 섭취가 낮은 집단에서 알츠하이머병이 걸릴 확률이 다른 집단보다 평균 40% 낮은 것으로 나타났다. 또 병의 발전 속도에 있어서도 지중해식 식단을 하는 사람들이 그렇지 않은 사람들보다 15% 정도 늦다는 사실도 밝혀졌다. 이번 발표는 미국 영양 잡지에 발표되었다.

이번 연구는 유제품이나 고기의 소비가 낮은 사람들에게 알츠하이머병의 발병이 적다는 것을 밝혀내고 심장병 발병률을 낮추며, 이는 포화 지방산의 섭취가 낮은 사람들이 더 건강하다는 것을 의미한다고 연구는 밝히고 있다. 즉 생선과 야채, 곡식, 그리고 올리브 오일이 주를 이루는 식단은 다른 식단보다 포화 지방산이 낮은 식단이고 이것이 알츠하이머나 심장병의 발병을 낮출 가능성이 크다는 것이다.

※불포화 지방산, 무엇이 다른가?

조경환 고려대 안암병원 가정의학과 교수에 따르면 불포화 지방산은 상온에서 액상 상태인 기름인데 콜레스테롤 수치를 개선하고 심장병을 예방하는 데 필수적이다. 다시 말해 몸에 좋은 HDL-C(고밀도 지단백질. 동맥경화예방)의 수치를 일정하게 유지해주는 대신 소위 나쁜 콜레스테롤이라 불리는 LDL-C(저밀도 지단백질. 동맥경화유발)의 수치를 낮추는 데 이어 심장병과 관련이 깊은 중성지방의 증가를 막는 역할을 한다.

좋은 지방으로 우선 단일 불포화지방을 들 수 있다. 올리브 및 올리브유, 카놀라유, 땅콩 기름과 땅콩, 아몬드, 호두와 같은 견과류에 많이 들어 있는 단일 불포화지방은 LDL-C 수치는 낮추고 고밀도 지단백질, 즉 HDL-C 수치는 정상으로 만들어 준다. 호두와 같은 견과류에는 특히 불포화지방인 오메가 3계(n-3계)지방산인 알파-리놀렌산이 들어 있어 혈전을 예방하고 부정맥이라고 알려진 불규칙한 심장 박동을 감소시키는 효과를 갖고 있다.

다중 불포화지방인 오메가-3계 지방산은 세포막의 중요한 구성 성분이며 혈액 응고, 동맥벽 수축 및 이완, 염증을 조절하는 기능을 갖고 있는 필수 지방이지만 우리 몸에서 만들어지지 않기 때문에 식품을 통해 흡수해야 한다.

오메가-3계 지방산은 연어, 참치, 고등어, 정어리, 청어 등과 같은 등 푸른 생선과 양배추, 케일 등 심이 있는 푸른 채소에 많이 들어 있다.

조 교수는 "세포활동에 꼭 필요한 지방으로 EPA와 DHA가 들어있으며 뇌기능 발달 유지와도 밀접한 연관이 있는 만큼 식생활에서 빼놓지 말고 챙겨먹어야 한다"며 "생선의 경우 1주일에 한 마리 정도는 먹는 게 좋다"고 말했다.

※포화지방산은 무조건 피해야 하는가?

돼지기름 등 동물성기름과 버터, 쇼트닝 및 야자유, 팜유 등에 많이 들어 있으며 나쁜 콜레스테롤인 LDL-C의 수치와 혈압을 올리고 혈액응고를 촉진한다.

포화지방은 연소되지 않고 혈관 벽에 붙어 동맥경화, 당뇨, 고혈압, 중풍 등 각종 성인병 발병의 원인이 된다. 포화지방과 마찬가지로 해로운 지방은 일상생활에서 더욱 보편화 되고 있는 트랜스 지방이다.

마가린, 식물성 쇼트닝, 튀김류, 패스트 푸드, 인스턴트 식품에 많이 들어 있는 트랜스지방은 상품의 저장기간을 늘리기 위해 식물성 기름을 수소와 결합시키는 과정에서 생성된다.

일상생활에서 포화지방을 줄이고 불포화지방의 섭취를 늘리기 위해선 지방이 많은 유제품의 양을 제한하고, 붉은 육류를 가능하면 닭, 오리 등 가금류나 생선으로 대체하는 것이 바람직하다.

또 매일 생선, 호두, 카놀라유, 콩기름, 아마유와 같은 오메가3계 지방이 들어 있는 식품을 하나 이상 섭취하는 식습관을 갖도록 하는 것이 좋다.

※식습관만 바꿔도 건강이 온다

우리 몸에서 중요한 기능을 하는 근육과 뼈, 여러 가지 생리적 기능을 조절하는 효소는 대부분 단백질로 이뤄져 있다. 그뿐 아니라, 노화 방지 호르몬인 성장 호르몬도 단백질이 주성분이며 아미노산에 의해 분비가 촉진된다. 때문에 신체기능과 체력 유지, 노화 방지를 위해서는 반드시 단백질을 섭취해야 하며, 양질의 단백질 공급원인 육류도 적당히 섭취해야 한다.

조 교수는 "육류는 열량이 높고 혈관을 노화시키며 비만의 원인이 되는 포화지방을 다량 함유하고 있어서 육류를 먹을 때는 지방 섭취를 최소화하고 단백질 위주로 섭취하는 요령이 필요하다"며 "그러기 위해선 무엇보다 섭취할 육류의 선택이 중요하다"라고 말했다.

육류 중에 쇠고기, 돼지고기, 양고기 등 붉은색 고기보다는 닭고기, 오리고기 등 흰살코기가 더 좋은데 이는 흰살코기가 붉은색 고기보다 불포화지방의 함량이 높고 지방과 단백질, 즉 근육 부위를 쉽게 분리할 수 있기 때문이다.

어느 부위를 먹을 것인지의 선택도 중요하다. 지방 함량이 높은 갈비, 등심, 삼겹살, 껍질은 피하고, 맛은 좀 떨어지더라도 퍽퍽한 닭 가슴살 등 살코기 부위를 먹는 게 좋다.

조리법에도 신경을 써야 한다. 튀기거나 볶기보다는 삶거나 쪄서 먹는 것이 좋다. 특히 '지중해식 식습관'과 같이 야채와 각종 과일을 많이 섭취하고 올바르게 육류를 섭취하고 생선을 자주 먹는 것이 동맥경화, 고혈압 등을 피하는 방법이며 건강한 삶을 유지할 수 있는 최선의 방법이라고 조 교수는 강조했다. 국민일보

치매 자가 진단 리스트

1. 어떤 일이 언제 일어났는지 기억하지 못할 때가 있다. (   )

2. 며칠 전에 들었던 이야기를 잊는다. (   )

3. 반복되는 일상생활에 변화가 생겼을 때 금방 적응하기가 힘들다. (   )

4. 본인에게 중요한 사항을 잊을 때가 있다. (배우자 생일, 결혼기념일 등) (   )

5. 어떤 일을 하고도 잊어버려 다시 반복한 적이 있다. (   )

6. 약속을 하고 잊은 때가 있다. (   )

7. 이야기 도중 방금 자기가 무슨 이야기를 하고 있었는지 잊을 때가 있다. (   )

8. 약 먹는 시간을 놓치기도 한다. (   )

9. 하고 싶은 말이나 표현이 금방 떠오르지 않는다. (   )

10. 물건 이름이 금방 생각나지 않는다. (   )

11. 개인적인 편지나 사무적인 편지를 쓰기 힘들다. (   )

12. 갈수록 말수가 감소되는 경향이 있다. (   )

13. 신문이나 잡지를 읽을 때 이야기 줄거리를 파악하지 못한다. (   )

14. 책을 읽을 때 같은 문장을 여러 번 읽어야 이해가 된다. (   )

15. 텔레비전에 나오는 이야기를 따라가기 힘들다. (   )

16. 전에 가 본 장소를 기억하지 못한다. (   )

17. 길을 잃거나 헤맨 적이 있다. (   )

18. 계산 능력이 떨어졌다. (   )

19. 돈 관리를 하는 데 실수가 있다. (   )

20. 과거에 쓰던 기구 사용이 서툴다. (   )

–한 문항에 1점씩 20점 만점으로 계산하며 20개중 10개 이상이면 전문의와 상담 필요

전국 치매요양기관 리스트

요양 기관 / 기관명 / 주소 / 전화번호

실버케어 / 서울 서대문구 홍제동 287-89 / 02-391-8464
서울노인요양센터 / 서울 강북구 수유5동 399-23 / 02-966-8956
행복한 집 / 서울 강서구 개화동 477-20 / 02-2662-1815
은빛 천사의 집 / 서울 송파구 마천동 237 / 02-3402-1005
남부실버요양원 / 서울 금천구 독산동 1006-80 / 02-804-1957
은천노인요양센터 / 서울 동대문구 장안4동 304-8   / 02-2249-9980
북악 실버홈서울 종로구 홍지동 94-14 / 02-391-7936
천사요양원 / 서울 강서구 화곡동 산 1010 / 02-2602-2443
시립요양원 / 서울 노원구 상계동 산 51 / 02-939-6176
청암요양원 / 서울 송파구 마천동 52 / 02-406-2344
청운요양원 / 서울 종로구 구기동 218 / 02-379-9232
신내노인요양원 / 서울 중랑구 신내동 642 / 02-3422-3500
시립중계노인복지관 / 서울 노원구 중계동 501-1 / 02-972-9011
동명노인복지센터 / 서울 관악구 봉천동 647-10 / 02-875-2770
세곡큰사랑의원 / 서울 강남구 세곡동 122-6 / 02-3411-2361-2
은성너싱홈 / 서울 은평구 갈현2동 492-12ㅠ02-356-2121
호암마을 / 서울 은평구 진관외동 488 / 02-385-8205
정훈간호센터 / 서울 강북구 미아4동 7-9호 / 02-988-5481
실버릿지 서초 / 서울 서초구 서초1동 34-7 / 02-573-9004
강동재가복지센터 섬김의 집 / 서울 강동구 암사1동 472-19 / 02-318-8008
인영실버 / 서울 금천구 시흥동 995-29 / 02-804-6141
영기노인전문요양원 / 서울 노원구 상계동 1266 / 02-939-8114
중랑노인전문요양원 / 서울 중랑구 망우1동 227 / 02-437-0144
한울촌 너싱홈 / 서울 광진구 능동 255-13 / 02-3437-7004
선의케어 / 서울 노원구 상계6동 711-12 / 02-3391-3992-3
실버릿지 Icc / 서울 서초구 서초1동 1440-2 / 02-583-3514
강안너싱홈 / 서울 은평구 구산동 215-18 / 02-356-6599
평창실버케어스 / 서울 종로구 평창동 451-21 / 02-394-1031
현구너싱홈 / 서울 영등포구 신길4동 456-35 / 02-6414-1399
수서노인간호센터 / 서울 강남구 자곡동 424-4 / 02-445-6590
신촌노인간호요양센터 / 서울 서대문구 봉원동 45-3 / 02-312-6879
연희실버너싱홈 / 서울 서대문구 연희동 200-20 / 02-338-3434
방배실버케어 / 서울 서초구 방배1동 902-1 3층 / 02-585-4977
은빛세상 / 서울 영등포구 대림동 854-23 / 02-849-9129
효도의 집 / 서울 양천구 신정4동 998-102 / 2692-3466

요양 기관 / 기관명 / 주소 / 전화번호

더불어 사는 집 / 서울 종로구 / 02-723-4153

평창녀싱홈 / 서울 종로구 평창동 245/ 02-3216-9333

중랑유린노인보호센터 / 서울 중랑구 신내1동 572-2/ 02-438-4011

도봉실버센터 서울 도봉구 방학동 441-4 / 02-955-6080

서울시니어스타워너싱홈 / 서울 중구 신당3동 366-97 / 02-2254-1221

천사노인요양센터 / 서울 강서구 화곡동 1010번지 / 02-2603-3838

낮은소리의 집 / 서울 서초구 신원동 501-12 / 02-576-3580

선의노인요양센터 / 서울 관악구 봉천5동 1699-6 / 02-882-7134

남부실버요양원 / 서울 금천구 독산동 1006-80 / 02-804-1957

은천노인요양센터 / 서울 동대문구 장안4동 304-8 / 02-2249-9980

북악 실버 홈 서울 종로구 홍지동 94-14 / 02-391-7936

선의노인요양센터 서울 관악구 봉천5동 1699-6 / 02-882-7134

효마실버싱 / 서울 강동구 성내1동 447-18 / 02-474-7555

서초큰사랑(강남푸름병원) / 서울 강남구 포이동 239-10 창덕B/D F4 / 02-571-4320

가람복지요양센터 / 서울 관악구 신림 8동 1655-21 / 02-859-8500

영락전문요양센터 / 인천시 연수구 동춘1동 798-1 / 032-832-0526

영락요양인의 집 / 인선시 연수구 동춘1동 782-5 / 032-832-1071

인천신생전문요양원 / 인천시 서구 백석동 산 39-1 / 032-566-0580

영락전문요양원 / 인천시 연수구 동춘1동 786-2 / 032-833-0366

내리요양원 / 인천시 서구 왕길동 154-2 / 032-566-6651

여기애인의 집 / 경기도 광주시 도척면 유정리 580-1 / 031-769-5836

시립정원노인요양원 / 경기도 파주시 광탄면 분수리 28-15 / 031-942-8887

수산나노인전문요양원 / 경기도 김포시 대곶면 송마리 8-4 / 031-983-2400

순애전문요양원 / 경기도 고양시 덕양구 관산동 산10 / 031-962-8360

광명시노인요양센터 / 경기도 광명시 하안동 230 / 02-897-7785

진인선원 / 경기도 파주시 파평면 늘노리 167-7 / 031-958-3043

순애시니어타운 / 경기도 고양시 덕양구 관산동 10 / 031-962-8360

구세군과천실비요양원 / 경기도 과천시 중앙동 83-4 / 02-502-2093

인보마을 경기도 용인시 포곡면 삼계리 318 / 031-339-9140

신흥간병요양원 / 경기도 동두천시 동두천동 539-2 / 031-867-4051

창강요양원 / 경기도 여주군 가남면 삼승리 302-3 / 031-881-1211

목련의 집 / 경기도 포천시 군내면 구읍리 413 / 031-534-8554

성산의 집 / 경기도 양주군 청원면 갈우리 854 / 031-774-4077

사랑의 집 / 경기도 동두천시 안흥동 58 8/2 / 031-866-3788

해뜨는 집 / 경기도 양평군 양평읍 봉성리 143 / 031-771-4130

요양 기관 / 기관명 / 주소 / 전화번호

충효의 집(성지원) / 경기도 수원시 장안구 조원동 122-4 / 031-244-0730
헤인요양원 / 경기도 평택시 진위면 동천리 160-2 / 031-667-4773
효도의 집 / 경기도 평택구 덕양구 지축동 765-173 / 031-381-0111
가정건강도움의 집 / 경기도 성남시 분당구 야탑동 283-1 / 031-705-9300
그린힐 (너싱홈) / 경기도 광주읍 탄벌동 351 / 031-763-6874
밝은 아침 센터 / 경기도 고양시 일산구 성석동 992-10 / 031-977-0286
정성 너싱 홈 / 경기도 수원시 장안구 영화동 37-99 / 031-252-1607
신양요양원 / 경기도 고양시 덕양구 관산동 산 10 / 031-962-8360
희망의 마을 / 경기도 고양시 덕양구 내유동 441-3 / 031-962-8368
구세군과천양로원요양원 / 경기도 과천시 중앙동 83-3 / 02-502-2015
성가요양원 / 경기도 부천시 원미구 소사동 2-5 / 032-349-2168
정성노인의 집 / 경기도 성남시 분당구 석운동 61-19 / 031-705-3973
한나요양원 / 경기도 이천시 대월면 초지리 474-4 / 031-632-1357
평안의 집 / 경기도 이천시 설성면 암산2리 405-3 / 031-643-6776
영락요양원 / 경기도 하남시 풍산동 산 33 / 031-792-2155
가평꽃동네 / 경기도 가평군 하면 하판리 산 134-14 / 031-589-0101
작은 안나의 집 / 경기도 광주시 도척면 유정리 579-1 / 031-764-9753
엘림노인요양원 / 경기도 군포시 산본동 1100 / 031-390-1004
평택시립노인요양원 / 경기도 평택시 청북면 토진리 70-27 / 031-683-3677
샘터마을 / 경기도 고양시 덕양구 행주외동 260-3 / 031-974-8234
자광원(부처님마을) / 경기도 성남시 수정구 복정동 116-3 / 031-759-5320
용인노인요양원 / 경기도 용인시 백암면 근심리 769-1 / 031-334-3677
해뜨는 마을 / 경기도 화성시 봉담읍 분천리 367-5 / 031-227-8182
지혜의 집 / 경기도 포천군 가산면 금현리 649-4 / 031-543-3980
감천장 / 경기도 수원시 장안구 영화동 44 / 031-245-1078
에덴노인전문요양센터 / 경기도남양주시수동면 내방리 산32-30 / 031-591-5236
아름다운교회아름다운집 / 경기도 파주시 조리읍 장곡리 166-13 / 031-957-1004
한마음너싱홈 / 경기도 광주시 경안동 214 / 031-798-0081
제일너싱홈 / 경기도 용인시 이동면 서리 644-1 / 031-323-3007
사랑의 노인복지 홈 / 경기도 의왕시 왕곡동 341-1 / 031-455-3213
지극정성너싱홈 / 경기도 고양시 일산구 대화동 2088-2 / 031-911-6090
너싱홈간호박사 / 경기도 군포시 산본2동 1097 / 031-399-1041
새생명의 집 / 경기도 고양시 덕양구 내유동 582 / 031-962-3305
실로암노인복지원 / 경기 파주시 법원읍 삼방리 277-2 / 031-958-3747
오크빌 / 경기 성남시 수정구 금토동 68-2 / 031-701-2929
에버그린노인요양센터 / 경기 남양주시 장흥면 부곡리 82-4 / 031-829-2010

요양 기관 / 기관명 / 주소 / 전화번호

아이 너싱홈 / 경기 광주시 퇴촌면 광동리 279 / 031-766-0867

양주노블케어 / 경기 양주군 율정동 400-2 / 031-866-0288

무지개너싱홈 / 경기도 용인시 기흥구 보정동 1804-4호암빌딩8층 031-889-9989

하남동부요양원 / 경기도 하남시 덕풍동 358-1 / 031-791-2056

은성너싱홈 / 경기도 고양시 덕양구 성사동 56-1 / 031-965-2192

아름다운집 / 경기 가평군 가평읍 복장리 243번지 / 031-924-4430

실버피스 / 경기 하남시 감이동 232번지 / 02-472-0889

노블카운티너싱홈 / 경기도 용인시 기흥읍 하갈리 467031-2 / 08-8824

하남너싱홈 / 경기도 하남시 덕풍동 362 / 031-793-2662

e-좋은 둥지 / 경기도 군포시 둔대동 233 / 031-437-3939

정성의 집 / 경기도 군포시 둔대동 233-2 / 031-502-2790

분당가정간호 / 경기도 성남시 분당구 수내동 117-12 / 031-713-9309

새샘치매노인전문요양원 / 경기 김포시 대곶면 초원지리 377-1 / 031-989-0344

울산광역시립노인요양원 / 경북 울산시 중구 성안동 성안2지구 / 052-246-8061

울산노인의 집 (한마음) / 경북 울산시 울주군 상동면 하잠리 624 / 052-254-3101

어르신마을 / 경북 대구시 대봉동 733-4 / 053-421-0610

성산노인요양원 / 경북 대구시 달서구 진천동 700 053-631-1220

실버하우스 / 경북 대구시 태전동 1064-2 / 053-323-9343

효사랑마을 / 경북 청도군 화양읍 범곡리 96 / 054-373-7575

장수마을 / 경북 영주시 안정면 내줄리 318-9 / 054-633-6300

매와의 집 / 경북 울주군 두서면 내아ㄴ리 1312-4 / 052-264-1400

애명노인마을 / 경북 안동시 복후면 도촌리 846-14 / 054-859-6372

햇빛마을 / 경북 포항시 남구 대잠동 270-2 / 054-275-3826

성심요양원 / 경북 구미시 선산읍 노상리 82-2 / 054-481-3289

봉화요양원 / 경북 봉화군 법전면 봉정리 751 / 054-673-4654

경천노인요양원 / 경북 상주시 사벌면 덕담리 926-5번지 / 054-532-9915

예천연꽃마을 / 경북 예천군 풍양면 낙상리 234-1 / 054-653-7714

성가요양원 / 경북 칠곡군 동명면 구덕리 120-1 / 054-976-8122

천우요양원 / 경북 경주시 현곡면 상구리 955-6 / 054-745-4902

명화요양원 / 경북 경주시 구정동 615-51 / 054-746-5070

안나노인요양센터 / 경북 대구 동구 덕곡동 592-2 / 053-983-1376

영락노인요양원 / 경북 대구 서구 상리2동 214-1 / 053-555-1705

정안노인요양원 / 경북 대구 북구 태전동 1064-2 / 053-322-7252

대구노인요양원 / 경북 대구 달서구 진천동 700 / 053-631-1220

에덴요양원 / 경북 대구 중구 동인2가 61-16 / 053-423-6050

대구카톨릭치매센터 / 경북 대구 달성군 논공읍 남1리 717-2 / 053-616-2141

요양 기관 / 기관명 / 주소 / 전화번호

창원성심병원 / 경남 창원시 북면 내곡리 1234 / 055-299-6723
프란치스코의 집 / 경남 진주시 하대동 02-1 / 055-759-2274
보현행원 / 경남 김해시 주촌면 양동리 산 23 / 055-3291733
노블타운실버요양원 / 경남 밀양시 상남 조음마을 노블타운 / 055-353-6901
마산치매요양원 / 경남 마산시 함포구 구산면 반동리 / 055-222-1955
마산대학전문요양원 / 경남 마산시 내서읍 용담리 100번지 마산대학내 055-230-1151
창원성심치매전문요양원 / 경남 창원시 북면 내곡리 산 98-5 / 055-299-6911
성분도어버이집 / 부산시 수영구 광안4동 319-7 / 051-752-2982
부산인창실버쉘 / 부산 사하구 괴정1동 645-6번지 / 051-202-1166
파랑새어르신집 / 부산시 영도구 청학2동 483-1 / 051-412-2552
황전요양원 / 부산시 동래구 온천2동 산1737 / 051-554-6661
애광노인치매전문병원 / 부산시 금정구 장전2동 503-77 / 051-514-7737
신망애치매요양원 / 부산시 금정구 장전2동 502-24 / 051-516-7831
노인건강센터 / 부산시 사상구 학장동 113-6 / 051-325-6885
고향의 집 / 부산시 수영구 망미1동 461-5 / 051-752-8393
흰돌요양센터 / 부산시 수영구 망미동 774-311 / 051-751-0561
동래요양원 / 부산 금정구 장전2동 산 38-4 / 051-518-8275
애광노인요양원 / 부산 금정구 장전2동 503-78 / 051-598-0275
평화노인요양원 / 부산 사하구 괴정 1동 1065-1 / 051-291-4288
베데스타요양원 / 광주시 서구 매월동 623 / 062-373-6302
벧엘요양원 / 광주시 서구 풍암동 산 108-1 / 062-674-0527
세실리아 / 광주시 서구 광천동 10-8 062-351-9994
동명전문요양원 / 광주시 서구 풍암동 119-1 / 062-675-6502
광주시립치매요양병원 / 광주시 광산구 삼거동 605-1 / 062-949-5201
광주노인병원 / 광주시 광산구 우산동 1580-3 / 062-956-5454
소망요양원 / 전북 전주시 덕진구 팔복1가 34 / 063-212-7622
원광요양원(효도마을) / 전북 익산시 신용동 237-1 / 063-850-9700
정읍원광노인요양원 / 전북 정읍시 덕천면 도계리 314-5 / 063-536-7720
소망의 문 / 전북 남원시 이백면 남계리 343-8 / 063-635-1004
성암복지원 / 전북 김제시 입석동 420-1 / 063-544-1005
옥천요양원 / 전북 순창군 순화리 538 / 063-653-2553
효도의 집 / 전북 고창군 고수면 봉산리 53-42 / 063-563-9401
인산노인사랑건강센터 / 전북 완주군 소양면 해월리 446-41 / 063-243-3565
보은의 집 / 전북 군산시 서수면 마룡리 293 / 063-451-8778
김제전문요양원 / 전북 김제시 하동 404-17 / 063-540-3951
성예요양원 / 전북 전주시 완산구삼천동 3가 774-15 / 063-221-1311

장기

요양 기관 / 기관명 / 주소 / 전화번호

원광상록원 / 전북 익산시 신용동 320- / 063-857-6440
전주노인복지병원 / 전북 전주시 완산구 삼천동 3가 321-51 / 063-221-9005
해남노인치매센터 / 전남 해남군 옥천면 영신리 214
순천은빛마을 / 전남 순천시 상사면 출산리 400-4 / 061-745-4080
프란치스코의 집 / 전남 장성군 진원면 선적리 170-1 / 061-392-0002
남산요양원 / 전남 여수시 돌산읍 우두리 하동 51-7 / 061-644-1469
성산요양원 / 전남 순천시 석현동 670 / 061-751-6139
선화노인요양원 / 전남 해남군 해남읍 용정리 13-10 / 061-533-6291
영락요양원 / 전남 장성군 북하면 신성리 230 / 061-394-3213
자혜요양원 / 전남 무안군 삼향면 왕산리 121-10 / 061-281-2143
영암소로요양원 / 전남 영암군 영암읍 용흥리 522 / 061-473-2387
영광비룡요양원 / 전남 영광군 영광읍 도동리 42 / 061-351-1100
남산양지원 / 전남 여수시 돌산읍 우두리 51-7 / 061-644-5955
수덕의 집 / 전남 나주시 다도면 암정리 569 / 061-337-7006
해남노인치매센터 / 전남 해남군 옥천면 영신리 214 / 061-534-7545
대전노인요양원 / 대전시 동구 가오동 87-1 / 042-283-6304
성애노인요양원 / 대전시 서구 관저동 776-8 / 042-545-9874
선우치매센터 / 대전시 유성구 덕명동 180 / 042-822-1152
원광수양원 / 대전시 서구 가수원동 656-36 / 042-541-5022
실버랜드 / 대전시 중구 어남동 59 / 042-285-7391
다비다의 집 / 대전시 대덕구 대화동 39-1 / 042-635-3004
정애시니어 홈 / 충남 아산시 선장면 신동리136-8 / 041-544-0819
만수노인복지원 / 충남 부여군 외산면 만수리 55-22 / 041-836-1447
장수요양원 / 충남 홍성군 은하면 금국리 528 / 041-642-4482
평안요양원 / 충남 당진군 당진읍 구룡리 522 / 041-355-2080
베데스타노인의 집 / 충남 아산시 도고면 신언리 71-2 / 041-543-6051
중앙노인요양원 / 충남 부여군 부여읍 동남리 598 / 041-836-6300
성요셉치매센터 / 충남 연기군 전의면 원성리 182 / 041-868-5001
효자의 집 / 충남 천안시 삼용동 41-12 / 041-558-7772
한라요양의원 / 충남 논산시 취암동 516-37 / 041-733-0855
꽃동네노인요양의 집 / 충북 음성군 맹동면 인곡리 1-45 / 043-879-0180
성보벤뜨라 / 충북 제천시 명지동 213 / 043-642-8062
청원노인요양원 / 충북 청주시 상당구 월오동 71-1 / 043-255-1325
인우원 / 충북 보은군 수안면 광촌리 188-1 / 043-543-3711
은혜의 집 / 충북 청원군 현도면 상삼리 162-4 / 043-269-2606
초정노인전문요양원 / 충북 청원군 내수읍 우신리 192-5 / 043-213-5500

요양 기관 / 기관명 / 주소 / 전화번호

요양 기관 / 기관명 / 주소 / 전화번호

청담치매단기보호센터 / 서울 금천구 시흥2동 242-3 / 02-806-1377
신각치매단기보호센터 / 서울 성북구 하월곡동 25-1 / 02-914-8556
백산복지관 / 서울 서대문구 홍은동 405-8 / 02-307-0001
마포재가노인복지센터 / 서울 마포구 공덕동 26-12 / 02-712-3633
가양치매노인단기보호(가양5종합사회복지관) / 서울 강서구 가양2동 1481 02-2668-4603
양천치매노인단기보호 / 서울 양천구 신정동 325-3 / 02-2649-8836
양재성심단기보호센터 / 서울 서초구 양재동 249-12 / 02-529-5995
광진치매단기보호센터 / 서울 광진구 자양3동 581-3 / 02-458-0350
홍은치매노인복지원 / 서울 서대문구 홍은2동 11-102 / 02-391-1355
은평재가노인복지센터 / 서울 은평구 역촌2동 64-15 / 02-352-2004
박애재가노인복지센터 / 서울 은평구 응암3동 125-10 / 02-382-1440
강남치매센터 / 서울 강남구 삼성동 66번지 / 02-549-7070
우리모두단기보호센터 / 서울 강서구 / 02-658-3331
수유종합사회복지관 / 서울 강북구 수유2동 338-5 / 02-903-6940
강동노인보호소 / 서울 강동구 명일2동 48-10 / 02-426-2047
영등포노인단기보호센터 / 서울 영등포구 신길5동 242-7 / 02-2968-5326
인천재가노인복지센터 / 인천시 남동구 간석동 34-4 / 032-431-4311
효경의 집 / 경기 수원시 장안구 연무동 산 3 / 031-251-2336
순애원 / 경기 고양시 덕양구 관산동 10 / 031-962-8360
안양노인복지센터 / 경기 안양시 동안구 호계2동 산 931-11 / 031-455-0551
안성재가노인복지센터 / 경기 안성시 동본동 89-2 / 031-673-3677
성노재가복지원 / 경남 마산시 교방동 366-1 / 055-222-1982
영락단기보호센터 / 대구 서구 상리동 214-1 / 053-567-0657
성신단기보호센터 / 대구 달서구 달서기 진천동 700번지 / 053-631-1220
에덴단기보호센터 / 경북 청도군 청도군 화양읍 범곡리 96 / 054-370-5177
혜성원 / 경북 안동시 송천동 1319-33 / 054-821-9050
가족회 부산지부 / 부산 부산진구 양정2동 34-4 / 051-805-6400
남광재가복지센터 / 부산 금정구 노포동 산 15 / 051-508-5395
애광재가복지센터 / 부산 금정구 장정동 산 46 / 051-581-8049
가족회부산지부 / 부산 진구 양정2동 34-4 / 051-805-6400
춘천시립양로원 / 강원 춘천 석사동 산 64 / 033-261-9568
갈바리재가노인복지센터 / 강원 강릉시 홍제동 5-2 / 033-644-3477
성애노인단기보호센터 / 대전 서구 관저동 776-8042-5459875
충주재가노인복지센터 / 충북 청주시 흥덕구 복대동 169-2 / 043-273-4435
천안노인복지단기센터 / 충남 천안시 삼용동 41-12 / 041-558-7772
공주시단기보호센터 / 충남 공주시 우성면 죽당리 279 / 041-853-1068

요양 기관 / 기관명 / 주소 / 전화번호

광주효경단기보호센터 / 광주시 남구 봉선동 1002 / 062-676-1096
인애평화원(인애상낙원) / 광주시 남구 봉선2동 132 / 062-653-0247
원광고창효도의 집 / 전북 고창군 고수면 봉산리 53-42 / 063-563-9401
순천종합사회복지관 / 전남 순천시 인제동 121 / 061-741-3061
목포성모재가복지원 / 전남 목포 경동 2가 6-1 / 061-244-1254
장성프란치스코의 집 / 전남 장성군 진원면 선적리 170-1 / 061-392-9400
원광요양원 / 제주 북제주군 애월읍 고성2리 산 72 / 064-799-3999

목련치매주간보호 / 서울 강남구 개포동 14-2 / 02-3416-2226
논골노인복지관 / 서울 강남구 논현 1동 125-13 / 02-541-0226
강동주간보호센터 / 서울 강동구 명일2동 48-10 / 02-442-1026
강동재가복지센터 / 서울 강동구 암사동 472-19 / 02-318-8008
강서노인보호센터 / 서울 강서구 가양2동 1481(가양5종합사회복지관) / 02-3664-8805
남부실버주간보호센터 / 서울 금천구 독산동 1006-80 / 02-804-1955
상계노인주간보호센터 / 서울 노원구 상계3동 101-135 / 02-951-9930
휘경노인주간보호센터 / 서울 동대문구 위경2동 30-3 / 02-2249-0173
마포노인종합복지관 / 서울 마포구 창전동 140번지 / 02-333-1940
서대문노인종합복지관 / 서울 서대문구 천연동 117-3 / 02-363-9988
효림노인주간보호센터 / 서울 서대문구 충정로 1-36 (6층) / 02-313-5126
서초성심치매주간보호 / 서울 서초구 서초3동 1558-15호 / 02-582-6004
아하나님주간보호센터 / 서울 성북구 삼선동 3가 29-153 / 02-743-1213
금잔디동산에주간보호 / 서울 은평구 갈현2동 492-11 / 02-352-2004
종로노인종합복지관 / 서울 종로구 이화동 25-1 / 02-742-9500
중계노인주간보호센터 / 서울 노원구 중계4동 358번지 중계주공 3단지 내 / 02-952-0502
서대문노인종합복지관 / 서울 서대문구 천연동 117-3 / 02-363-9988
마르사랑 / 서울 관악구 봉천7동 1660-11 / 02-883-0604
광진노인종합복지관주간 / 서울 광진구 군자동 364-15 / 02-466-6242
공릉치매주간보호센터 / 서울 노원구 공릉3동 708 1층 / 02-971-0524
은파실버비치매주간보호 / 서울 서초구 방배2동 961-14
연꽃마을주간보호센터 / 서울 송파구 삼전동 9-9
동대문노인종합복지관 / 서울 동대문구 청량리동 11-1
송파치매보호센터 / 서울 송파구 삼전동 172-2(송파노인복지관)2층 / 02-3431-6736
정수노인주간보호센터 / 서울 성동구 옥수2동 204 / 02-2282-1100
목련치매주간센터 / 서울 강남구 일원동 14-2 / 02-3412-2226
강남치매보호센터 / 서울 강남구 삼성동 66번지 / 02-549-7070
강남재활주간보호센터 / 서울 강남구 역삼1동 632-13 / 02-564-9294

요양 기관 / 기관명 / 주소 / 전화번호

궁동노인주간보호센터 / 서울 구로구 궁동 157
시립동부치매보호센터 / 서울 성동구 홍익동 16-1
은빛등대주간보호센터 / 서울 강남구 수서동 707 / 02-459-2696
역삼재가노인복지센터 / 서울 강남구 역삼2동 760-3 / 02-564-9294
성가정노인복지관 / 서울 강동구 고덕1동 317-25 / 02-481-2217
우리모두주간보호센터 / 서울 강서구 등촌3동 주공9단지 사회복지관내 / 02-658-1118
관악노인종합지관 / 서울 관악구 봉천동 726-3 / 02-6144-6144
광진노인주간보호센터 / 서울 광진구 자양3동 581-3 / 02-458-0350
정토주간보호센터 / 서울 구로구 구로3동 256-7 / 02-852-0522
구로노인종합복지관 / 서울 구로구 구로5동 25-1 / 02-838-4600
중계노인복지관 / 서울 노원구 중계2동 501-1 / 02-792-9011
노원노인종합복지관 / 서울 노원구 하계동 170-10 / 2-948-8540
방앗골노인주간보호센터 / 서울 도봉구 방학2동 396-19 / 02-3491-0585
구세군노인복지센터 / 서울 서대문구 홍제3동 7-31 / 02-3217-3275
성동노인종합복지관 / 서울 성동구 마장동 798-1 / 02-2298-5117
동대문종합사회복지관 / 서울 동대문구 제기2동 220번지 / 02-920-4547
성내종합사회복지관 / 서울 강동구 성내동 505-1 / 02-478-2555
서부치매주간보호센터 / 서울 서대문구 홍제4동 40-63 / 02-735-0093
중앙치매주간보호센터 / 서울 서대문구 합동 31-22 / 02-3472-9191
은천주간보호센터 / 서울 동대문구 장안4동 304-8 / 02-2249-9980
성심노인의 집 / 서울 동작구 상도동 7-55 / 02-825-7071
마포재가노인복지센터 / 서울 마포구 공덕동 26-12 / 02-712-3633
연꽃마을노인주간보호 / 서울 마포구 아현 1동 96-2 / 02-365-3677
하얀목련 / 서울 서대문구 홍은3동 277-143 / 02-3217-6816
서부노인주간보호센터 / 서울 서대문구 홍제1동 313-2 / 02-395-0079
서초노인종합지관 / 서울 서초구 양재동 7-44 / 02-578-1515
반포종합사회복지관 / 서울 서초구 잠원동 60-5 / 02-3477-9812
성북노인종합복지관 / 서울 성북구 종암동 66-25 / 02-929-7950
풍납종합사회복지관 / 서울 송파구 풍납2동 330-1 / 02-473-1227
양천노인종합복지관 / 서울 양천구 신정7동 325-3 / 02-2649-8813
목동종합사회복지관 / 서울 양천구 목2동 552-1 / 02-2651-2332
양평주간보호센터 / 서울 영등포구 양평동 1가 105 / 02-2634-2215
용산재가노인복지센터 / 서울 용산구 원효로 4가 84-3 / 02-718-8887
박애주간보호센터 / 서울 은평구 응암동 125-10 / 02-382-1400
배봉노인주간보호센터 / 서울 중랑구 신내3동 660번지 서울시립대종합 / 02-3423-2782
청담노인주간보호센터 / 서울 금천구 시흥2동 242-3 청담종합사회복지관 / 02-806-1375

요양 기관 / 기관명 / 주소 / 전화번호

은평노인종합복지관 / 서울 은평구 진관외동 203 / 02-385-1351
종로종합사회복지관 / 서울 종로구 창신 3동 23-344 / 02-741-4904
강북노인종합복지관 / 서울 강북구 수유5동 122-3 / 02-996-9963
영등포노인종합복지관 / 서울 영등포구 문래동 3가 76-2 / 02-2068-5325
동작노인종합복지관 / 서울 동작구 대방동 335-10 / 02-823-0064
중랑노인종합복지관 / 서울 중랑구 면목동 178-8 / 02-493-9966
예향치매노인주간보호 / 서울 용산구 한남동 108 / 02-794-6100
신당노인주간보호센터 / 서울 중구 신당동 366-453 / 02-2238-9942
길음노인주간보호센터 / 서울 성북구 길음동 905 길음 종합사회복지관 / 02-989-6101
창동노인주간보호센터 / 서울 도봉구 창동 374 / 02-991-4396
푸른햇살주간보호센터 / 서울 관악구 신림동 665-1 / 02-851-2833
도봉노인종합복지관서울 도봉구 쌍문동 19-1202-993-9900
금천노인종합복지관 / 서울 금천구 시흥동 558-1 / 02-804-4058
노원종합사회복지관 / 서울 노원구 월계4동 사슴A 1단지 내 / 02-949-0700
도봉서원치매주간보호 / 서울 도봉구 도봉2동 636-902-3494-4755
홍은치매노인복지원 / 서울 서대문구 홍은2동 11-10202-391-1355
애광노인복지관 / 부산 금정구 장전동 산 46-9051-514-4946
남광재가노인복지관 / 부산 금정구 노포동 산 15번지 / 051-508-0380
영도구노인복지관 / 부산 사상구 학장동 113-2 / 051-417-6344
서구종합사회복지관 / 부산 서구 동대신 1가 11-33 / 051-253-1922
가족보건복지협회 / 부산 수영구 남천1동 69-3 / 051-524-5581
개금사회복지관 / 부산 진구 개금동 1-1 / 051-866-0454
아치사회복지관 / 부산 영도구 동삼동 1124-6 / 051-403-4200
어진샘노인복지관 / 부산 해운대구 재송동 100-14 / 051-784-8005
사직종합사회복지관 / 부산 동래구 사직2동 594-8 / 051-506-5757
실버벨노인복지관 / 부산 북구 구포3동 1255-2 / 051-337-5959
영진주간보호센터 / 부산 해운대구 반여1동 1247 / 051-529-0005
부산시노인종합복지관 / 부산 연제구 연산4동 578-3 / 051-853-1872
중구노인주간보호센 / 부산 중구 대청동 4가 75-7 / 051-464-3137
청솔어르신주간보호센터 / 대구 서구 원대동 3가 1120-1 / 053-353-8310
대구시노인주간보호센터 / 대구 수성구 황금동 478-1 / 053-766-6021
햇빛어르신주간보호소 / 대구 남구 이천동 381-9 / 053-476-6636
어르신마을주간보호센터 / 대구 중구 대봉동 733-4 / 053-421-0881
동구노인주간보호소 / 대구 동구 불로동 948 / 053-983-9100
인천재가노인복지센터 / 인천 남동구 간석3동 34-4 / 032-431-4311
돌봄의 집 / 인천 남구 숭의1동 129-34 / 032-883-0310

요양 기관 / 기관명 / 주소 / 전화번호

가족보건복지협회(광주) / 광주 남구 주월동 1201-8 / 062-651-7705
동구노인복지회관 / 광주 동구 동명동 154-44 / 062-232-4954
성요한병원 / 광주 북구 유동 115-10 / 62-510-3380
원광수양원주간보호소 / 대전 서구 가수원동 16-71 / 042-541-5022
평화노인주간보호센터 / 대전 동구 성남동 157-6 현대그랜드 / 042-630-2030
대덕구노인종합복지관 / 대전 대덕구 연축동 188-2 / 042-627-0767
오정구노인종합복지관 / 경기 부천시 오정구 여월동 10-46 / 032-683-9290
소사구노인종합복지관 / 경기 부천시 소사구 소사본2동 64 / 032-347-9534
순애원(신양주간보호) / 경기 고양시 덕양구 관산동 10 / 031-963-6624
하안종합사회복지관 / 경기 광명시 하안3동 하안주공아파트 / 02-893-0720
김포시정신과보건센터 / 경기 김포시 사우동 869 / 031-998-4005
초지종합사회복지관 / 경기 안산시 초지동 604-3 / 031-410-2151
과천정신보건센터 / 경기 과천시 중앙동 1-3 보건소 1층 / 02-504-4440
인천종합사회복지관 / 인천 남구 학익1동 산 75-6 / 032-873-0541
인천남구노인복지회관 / 인천 남구 주안3동 866-67 / 032-864-2502
광주정신보건센터 / 경기광양시광주읍 경안리115번지보건소 / 031-762-8728
안양시노인복지센터 / 경기 안양시 동안구 호계2동 산 931-7 / 031-455-0551
덕양노인종합복지관 / 경기 고양시 덕양구 성사동 369-2 / 031-969-7781
고양노인치매주간보호소 / 경기 고양시 덕양구 성사동 705 / 031-968-8177
일산노인주간보호센터 / 경기 고양시 일산구 장항2동 96 / 031-919-8677
군포매화종합사회복지관 / 경기 군포시 산본1동 105 / 031-393-3677
안성시재가노인복지센터 / 경기 안성시 동본동 89-2 / 031-673-3677
성지주간보호센터 / 경기 수원시 장안구 조원동 122-4 / 031-258-7715
본오종합사회복지관 / 경기 안산시 본오1동 523-1 / 031-438-8321
가족보건복지협회 춘천재가노인복지센터 / 강원 춘천시 옥천동 10 / 033-254-5416
동해시노인종합복지관 / 강원 동해시 천곡동 84-16 / 033-535-7557
가톨릭사회복지관 / 강원 원주시 봉산동 950 / 033-744-6617
명륜종합사회복지관 / 강원 원주시 명륜2동 705 / 033-762-8131
천안노인종합복지관 / 충남 천안시 쌍용1동 1038 / 041-571-0286
공주시노인건강센터 / 충남 공주시 금성동 21-13 / 041-856-3606
청주재가노인복지센터 / 충북 청주시 흥덕구 복대동 169-2 / 043-273-4435
충북노인종합복지센터 / 충북 청주시 흥덕구 사직1동 54-1 / 043-265-5305
순천종합사회복지관 / 전남 순천시 인제동 121 / 063-741-3062
여수노인종합복지관 / 전남 여수시 학동 65-1 / 063-685-2396
목포성가재가복지원 / 전남 목포시 경동 2가 6-1 / 063-244-1254
강진사랑의 집 / 전남 강진군 군동면 쌍덕리 267 / 063-433-8006

요양 기관 / 기관명 / 주소 / 전화번호

주간

군산노인종합복지관 / 전북 군산시 중앙로2가 140-8 / 063-442-4227
익산성모노인돌봄의 집 / 전북 익산시 영등동 268-9 / 063-854-7049
인보노인종합복지관 / 전북 전주시 완산구 중노송동 339-2 / 063-284-0295
경남종합사회복지관 / 경남 마산시 회원구 구암2동 31 / 055-298-8600
김해시종합사회복지관 / 경남 김해시 외동 1261-3 / 055-329-6336
곽병원노인주간보호소 / 경북 경산시 중방동 332-13 / 054-811-1331
나천주간보호센터 / 경북 안동시 송현동 346-13 / 054-856-6238
금오종합사회복지관 / 경북 구미시 도량동 666 / 054-458-0287
가족보건복지협회(제주) / 제주 제주시 연동 312-50 / 064-742-0456
평안재가노인복지센터 / 제주 서귀포시 토평동 1702 / 064-733-9998

노인전문병원

서초실버의원 / 서울 서초구 양재동 402-3 / 02-575-1850
서울의료원 / 서울 강남구 삼성동 171-1 / 02-3430-0201
큰사랑 / 서울 강남구 포이동 164-10 / 02-571-4320
명일엘더케어 / 서울 강동구 명일동 328-2 3층 / 02-481-3035
시립은평병원 / 서울 은평구 백련산실 93 / 02-300-81114
북신경정신과 / 서울 강북구 미아3동 189-6 / 02-903-6655
가화노인병원 / 서울 도봉구 방학2동 665-6 / 02-955-1772
로뎀병원 / 서울 강동구 천호4동 362-3 / 02-473-0675
한마음병원 / 서울 동대문구 답십리동 463-19 / 02-2246-9100
태능노인요양병원 / 서울 노원구 공릉동 680-9 / 02-976-0808
세종병원 / 서울 도봉구 방학동 705-402-954-6962
시립서북병원 구 서대문병원 / 서울 은평구 시립병원길 / 02-3156-3000
영등포은성병원 / 서울 영등포구 영등포가 77 / 02-2068-7578
시립북부노인병원 / 서울 중랑구 망우동 222 / 02-2036-0200
서울시립동부병원 / 서울 동대문구 용두동 118-20 / 02-920-9114
시립보라매 병원 / 서울 동작구 보라매길 31-1 / 02-840-2110
성북한마음의원 / 서울 성북구 하월곡1동 67-10 / 02-942-6326
강남성모병원 / 서울 서초구 / 02-590-1114
경기도립노인전문병원 / 경기도 용인시 구성읍 상하리 17 / 031-288-0400
동원노인전문병원 / 경기도 동두천시 탑동 140-2 / 031-867-4776
용인효자병원 / 경기도 용인시 구성면 상하리 33 / 031-288-0530
축령복음병원 / 경기도남양주시 수동면 외방리 174 / 031-592-6661
광주세브란스병원 / 경기도 광주군 탄벌리 696-6 / 031-761-1890
오산노인전문병원 / 경기도 오산시 궐동 543 / 031-370-2300
양지요양병원 / 경기도이천시 호법면 매곡리990-1 / 031-637-8844

요양 기관 / 기관명 / 주소 / 전화번호

추병원노인센터 / 경기도 의정부시 의정부1동 243-3 / 031-845-8343

수동요양병원 / 경기남양주시수동면운수리산 14-1 / 031-595-1313

계요노인전문병원 / 경기도 의왕시 왕곡동 280-1 / 031-455-3333

보바스기념병원 / 경기도성남시분당구 금곡동 310-2 / 031-785-0200

에덴요양병원 / 경기남양주시수동면내방리산 44-1 / 031-590-7575

큰솔노인전문병원 / 경기도 양평군 양서면 복포리 161-7 / 031-755-5800

국립공주정신병원 / 충남 공주시 오곡동 637 / 041-853-2631

한마음병원 / 충남 연기군 조치원읍 신안리254-7 / 041-865-0088

부여노인전문병원 / 충남 부여군 규암면 반산리 254-1 / 041-836-1984

부여중앙병원 / 충남 부여군 부여읍 동남리 598 / 041-836-6300

백제종합병원 / 충남 논산시 취암동 516-37 / 041-733-2191

대전노인전문병원 / 대전시 대덕구 대화동 35-6 / 042-625-3003

한마음정신병원 / 대전시 서구 장안동 513-1 / 042-582-9700

한가족노인전문병원 / 대전시 유성구 방현동 30-2

대전광역시립한가족 / 대전시 유성구 방현동 30-2 / 042-862-0033

충북도립노인병원 / 충북 청주시 흥덕구 미평동 25 / 043-2989-011

참사랑 노인병원 / 충북 청주시 흥덕구 미평동 22-5 / 043-2989-100

음성현대정신병원 / 충북 음성군 생극면 관성리 25 / 043-878-4341

영동우리병원 / 충북 영동군 양강면 양정리 388 / 043-745-0130

시립동부노인전문요양센터 / 부산시 북구 만덕3동 774-26 / 051-342-7272

부산동인노인병원 / 부산시 사상구 학장동 164 / 051-316-7211

구덕병원 / 부산시 사상구 학장동 113-2 / 051-323-2008

창원시립치매요양병원 / 경남 창원시 북면 내곡리 1234-1 / 055-298-2442

부곡온천병원 / 경남 창녕군 부곡면 거문리 863 / 055-536-4858

경남도립치매요양병원 / 경남 사천시 축동면 가산리 447-1 / 055-854-7007

창원시립치매요양병원 / 경남 창원시 북면 내곡리 1234-1 / 055-298-2442

동대구요양병원 / 대구 수성구 만촌동 426-6 / 053-746-0746

대구노인치매전문병원 / 대구시 수성구 욱수동 48-1 / 053-812-1212

도립경산노인전문병원 / 경북 경산시 상방동 242-3 / 053-816-3322

청도치매센터 / 경북 청도군 화양읍 범곡리 100 / 054-370-5139

문경제일병원 / 경북 문경시 모전동 188 / 054-550-7988

경북도립안동노인병원 / 경북 안동시 남후면 무릉리 363-2 / 054-851-1234

해남혜민병원 / 전남 해남군 옥천면 영신리 240 / 061-534-8868

함평성심병원 / 전남 함평군 함평읍 내교리 168 / 061-323-0001

수양간병원 / 전남 나주시 다시면 신광리 787 / 061-335-3549

공립광양노인전문병원 / 전남 광양시 마동 892-3 / 061-793-9866

요양 기관 / 기관명 / 주소 / 전화번호

효사랑 전주요양병원 / 전북 전주시완산구 서노송동648-40 / 063-278-8288
인천은혜병원 / 인천시 서구 심곡동 288 / 032-562-5101
인천시립노인전문병원 / 인천시 서구 심곡동 288 / 032-562-5101
인천시립전문병원 / 인천시 서구 심곡동 288 / 032-562-5101

강남성모병원 / 서울 서초구 / 02-590-1114
강남성심병원 / 서울 영등포구 / 02-883-3781
경희대학교병원 / 서울 동대문구 / 02-960-0161
고려대학교한방병원 / 서울 성북구 / 02-920-5218
관악성심병원 / 서울 관악구 / 02-833-3781
서울대학교병원 / 서울 종로구 / 02-760-2451
삼성서울병원 / 서울 강남구 / 02-3410-3591
보라매성모병원 / 서울 동작구 대방동 417-3 / 02-812-777
영동세브란스병원 / 서울 강남구 / 02-3497-2114
영등포은송병원 / 서울 영등포구 영등포7가 77 / 02-2068-757
이대부속병원 / 서울 종로구 / 02-760-5114
을지병원 / 서울 노원구 / 02-970-8300
중앙대학교병원 용산병원 / 서울 용산구 한강로 3가 65-207 / 02-748-9900
서울 아산병원 / 서울 송파구 / 02-2224-2114
카톨릭의대여의도성모병원 / 02-3779-1114
한강성심병원 / 서울 영등포구 / 02-2639-0111
인천시립노인전문병원 / 인천 서구 / 032-662-5101
은혜병원 / 인천 서구 / 032-526-5581
경기도립노인전문병원 / 경기 용인시 / 031-288-0400
계요노인전문병원 / 경기 의왕시 / 031-455-3333
연세의대광주세브란스정신건강병원 / 경기 광주군 / 031-761-1890
보바스기념병원 / 경기 성남시 분당구 / 031-785-0200
성안드레아병원 / 경기 이천시 / 031-636-8200
오산노인병원 / 경기 오산시 / 031-374-6774
용인효자병원 / 경기 용인시 / 031-2880-500
일산백병원 / 경기 고양시 일산구 / 031-910-7116
추병원 / 경기 의정부시 / 031-845-8343

요양 기관 / 기관명 / 주소 / 전화번호

축령복음병원 / 경기 남양주시 / 031-592-6661
카톨릭의대성가병원 / 경기 부천시 소사구 / 032-340-2114
서울대학분당병원 / 경기 성남시 분당구 / 031-787-7462
대전노인전문요양병원 / 대전 대덕구 대화동 39-1 / 042-625-6668
한마음정신병원 / 대전 서구 장안동 513-1 / 042-582-9700
영동성심병원 / 충북 영동군 양강면 양정리 388 / 043-745-0130
음성현대정신병원 / 충북 음성군 생극면관성리 25 / 043-878-3658
충북도립노인병원 / 충북 청주시 흥덕구 미평동 25 / 043-2989-011
초정치매노인병원 / 충북청원군 북일면 우산리 192-5 / 043-213-5500
국립공주정신병원 / 충남 공주시 오곡동 637 / 041-853-2639
백제종합병원 / 충남 논산시 취암동 516-37 / 041-733-2191
아산제일병원 / 충남 아산시 염치읍 송곡리 174 / 041-532-6900
한마음병원 / 충남연기군초치원읍신안리 254-7 / 041-865-0088
경북도립노인전문병원 / 경북 안동시 남후면 무릉리 / 054-851-1234
문경제일병원 / 경북 문경시 모전동 188 / 054-550-7988
청도대남병원 / 경북청도군 화양읍 범곡리 100-1 / 054-370-5139
경남도립치매요양병원 / 경남사천시 축동면 가산리 447-1 / 055-854-7007
태영노인병원 / 울산 울주군 상북면 덕현리 산8-4 / 052-254-2000
전주노인복지병원 / 전북 전주시 완산구 삼천동 3가 321-51 / 063-221-9005
남원의료원 / 전북 남원시 동충동 171-2 / 061-620-1124
광주노인병원 / 광주 광산구 우산동 1580-3 / 062-956-5454
광주시립치매요양병원 / 광주 광산구 삼거동 605-1 / 062-949-5201
광양치매요양병원 / 전남 광양시 마동 892-3 / 061-793-9866
함평성심병원 / 전남 함평군 내교리 168 / 064-324-0001
부산동인병원 / 부산 사상구 학장동 164 / 051-326-7211
부산시립노인건강센터 / 부산 사상구 학장동 113-6 / 051-325-6331
원주의료원 / 강원 원주시 개운동 437 / 033-760-4533

· ·

구로 여성의 집 / 서울 구로구 / 02-852-3681
대한 간병인회 / 서울 강남구 / 02-544-0325
아비스 / 서울 강남구 / 02-3462-0838
온누리 간병인회 / 서울 노원구 / 02-951-5533
연꽃마을 간병인회 / 서울 마포구 / 02-363-7884
자매간병복지회 / 서울 송파구 / 02-423-5454
제니엘 간병 / 서울 서초구 / 02-580-0082

사단법인 한국치매협회 / 서울 마포구 공덕동 456번지 한국사회복지회관 르네상스 타워 809호
Tel 02-762-0710/ Fax 02-745-0707